全国卫生职业教育"十三五"规划教材

高等院校数字化融媒体特色教材

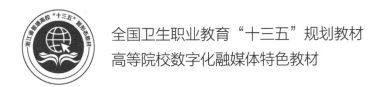

Experimental Course in Human Anatomy and Histoembryology

解剖与组织胚胎 实训教程

余文富 / 主编

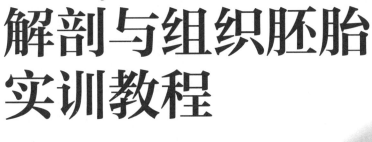

U0211216

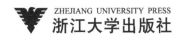

ZHEJIANG UNIVERSITY PRESS
浙江大学出版社

前　言

　　人体解剖学、组织学和胚胎学属于生物学科中的形态学范畴，是研究正常人体形态结构、位置关系及其发生发展的科学。解剖及组织胚胎实验教学主要通过观察大体标本、模型、挂图和组织切片等，加强理论和实际的联系，认证、巩固和丰富所学的理论。同时通过实验教学引导学生主动地、独立地进行学习，提高学生观察、分析、综合和解决问题的能力，并培养学生科学的思维方法和严谨的科学作风。

　　本实训教程包含四篇内容：第一篇为实训项目，每个项目后设计了"考核评分"，每次实训课后老师可对学生进行抽查，及时检验课堂教学效果；第二篇为学习指导，以练习为主，目的是巩固学生的理论知识，以便更好地理论联系实际；第三篇为学习指导的参考答案；第四篇为实训报告。为了保证学生实训报告的规范统一，本书设计了实训报告，组织学实训报告以镜下绘图为主，解剖学实训报告以填图题为主。

　　实训教学是整个教学过程中理论联系实际、培养学生实践能力的重要环节，更是高职高专教育培养"高技能、实用型"人才的一个重要环节。因此，在重视各学科基本知识、基本理论、基本技能的基础上，本书的编写体现以下原则：①符合高职高专教育培养学生职业技能的要求，基础知识遵循"必需、够用"的原则；②满足在护理、助产从业中对解剖及组织胚胎知识的需要，突出护理岗位日常使用的活体解剖学内容；③支持相关学科对解剖及组织胚胎基本理论、基本知识和基本技能的需要；④优化内容，突出实训要点，减少与理论教材间的重复性内容。

　　《解剖及组织胚胎实训教程》是浙江省"十一五"高校重点教材建设项目，自2012年1月出版以来，已经印刷5次，对提高教学质量起到了很好的作用。本次修订是浙江省普通高校"十三五"新形态教材建设项目，书名改为《解剖与组织胚胎实训教程》，增加了授课视频和实训报告答案，以二维码形式镶嵌在教材中，学习者用手机扫描二维码即可获取内容，以增加学习的趣味性，符合现代学习者学习习惯。

　　本书主要供高职高专护理、助产、药品经营与管理、医学检验、医学影像技术、康复治疗技术等相关专业使用。

　　由于我们的知识和编写能力有限，本教程缺点和错误之处在所难免，欢迎老师和同学们批评指正。

编著者

2019 年 11 月于浙江衢州

《解剖与组织胚胎实训教程》
编委会名单

主　　编　余文富
副 主 编　李群锋　丁明星　王　征　胡泉东
编　　委　（以姓氏笔画为序）
　　　　　丁明星　金华职业技术学院
　　　　　王　征　杭州医学院
　　　　　史红娟　衢州职业技术学院
　　　　　李群锋　衢州职业技术学院
　　　　　余文富　衢州职业技术学院
　　　　　陈浩浩　金华职业技术学院
　　　　　季　华　杭州医学院
　　　　　胡泉东　绍兴职业技术学院
　　　　　钱金岳　丽水学院
　　　　　徐忠勇　衢州职业技术学院

目　　录

第一篇　实训项目

实训项目一　显微镜的使用、细胞的结构

一、正常人体结构实训方法

正常人体结构属于医学科学中形态学科的范畴,以人体形态结构、发生发展及其与功能的关系为观察研究的主要目标。正常人体结构包含了人体解剖学、组织学和胚胎学。

实训前必须先复习理论和预习实训教程,带实训教程、削好的铅笔(普通 HB 铅笔和红蓝铅笔)、橡皮、尺等。实训结束,上交实训报告,将实训物品放回原处,并把实训室整理干净,方能离开实训室。

大体解剖实训时,按实训内容要求观察示教标本、陈列标本、模型,并结合活体确认结构,完成实训报告,可在老师指导下自己绘制一些简图。组织学实训课主要内容为观察组织和器官的切片。切片按实训要求分三种,即示教切片、观察切片、观察并绘图切片。应在老师指导下,集中注意力,独立、有序地观察组织切片:先用肉眼观察切片的一般轮廓、形态和染色情况;再用低倍镜了解组织切片的全貌、层次、部位关系;最后用高倍镜观察。高倍镜下观察只是局部的放大,因此应重视低倍镜下的观察。切勿在放置切片后,立即用高倍镜观察。绘图是一项重要的基本技能训练,绘图能加深对所学知识的理解和记忆,并训练绘图技巧;绘图必须实事求是,看到什么内容就绘什么内容,要注意各种结构之间的大小比例、位置及颜色,正确地反映镜下所见,不能凭记忆或照图谱摹画;绘图过程中注意用相应的彩色笔,如 HE 染色切片,可用蓝色绘细胞核,红色绘细胞质。绘好图后,将各种结构引出标线,用普通 HB 铅笔标明内容,标线要平行整齐。

二、切片的制作过程及 HE 染色法

(一) 切片的制作过程
取材与固定、脱水透明、浸蜡包埋、切片与贴片、脱蜡染色、脱水透明、封固。

(二) HE 染色法
最常用的染色法是苏木素和伊红染色(简称 HE 染色),以增加组织细胞结构各部分的色彩差异,利于观察。苏木精(Hematoxylin,H)是一种碱性染料,可将细胞核和细胞内核糖体染成蓝紫色;被碱性染料染色的结构具有嗜碱性。伊红(Eosin,E)是一种酸性染料,能将

细胞质染成红色或淡红色;被酸性染料染色的结构具有嗜酸性。对碱性染料和酸性染料亲和力都不强的物质,称为中性物质。细胞内被染成蓝色、红色和呈淡色的颗粒分别称为嗜碱性颗粒、嗜酸性颗粒和中性颗粒。

三、光学显微镜的结构和使用

(一) 光学显微镜的结构

普通光学显微镜分机械和光学两部分(见图 1-1)。机械部分:镜筒、镜臂、载物台、粗细调节螺旋(粗细调节器)、旋转器。光学部分:目镜、物镜、聚光器、光源。

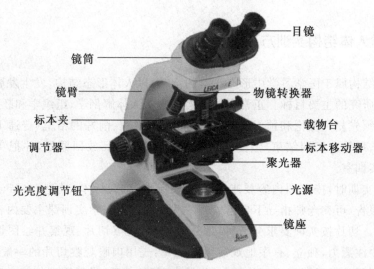

图 1-1　普通光学显微镜

(二) 光学显微镜的使用方法

1. 取镜:取镜时,右手握住镜臂,左手托住底座。放置于实训台上时,应将镜臂朝向自己,离实训台边沿约 5cm,便于观察。

2. 对光:调节物镜转换器将低倍镜(10×)转至与镜筒、目镜在一条线上,此时可听到"咔"的一声轻响。倾斜镜臂,把显微镜调到比较适合观察的角度,双眼对准目镜,打开聚光器底部光圈,调节聚光器,使视野的亮度适宜,双眼通过目镜观察,调节目镜间距,直到双眼看到一共同视野为准。若镜头模糊不清,只能用擦镜纸擦去油污,严禁用手指、手帕或粗纸擦抹,以免磨损镜头;其余部分可用绸绢擦净。

3. 低倍镜的使用:取出切片,认清标本的名称和片号,肉眼观察标本的颜色、大小和轮廓;放置标本,将要观察的标本放在载物台上,盖片朝上(否则使用高倍镜时不但看不到物像,而且容易把标本压碎),用标本夹将切片固定,调节前后和左右推进器,把标本移到透光孔;抬高镜筒,首先旋转粗螺旋,当视野中出现物像时,再改用细螺旋慢慢调节到看清物像为止。

4. 高倍镜的使用:需要用高倍镜(40×)观察的结构,须在低倍镜下找到物像移到视野中央,然后直接转换成高倍镜,同时调节细螺旋,直到看清物像为止。

5. 油镜的使用：若用高倍镜观察后仍须放大切片，则先抬高镜筒，调节旋转器转换成油镜(100×)。然后在切片上滴加一滴镜油，下降镜筒，侧面观察使油镜镜头直接与油滴接触。再调节细螺旋，直到看清物像为止。观察结束后，须用二甲苯擦拭干净镜头与切片。

6. 显微镜的存放：观察完毕后将镜筒升起，取下标本按号放入标本盒内，将物镜镜头叉开，下降镜筒，直立镜臂，把镜体各部擦拭干净后放入镜箱内。

（余文富　徐忠勇）

实训项目二　上皮组织、结缔组织实训

【实训时数】

2 学时。

【实训目的与要求】

1. 掌握各种被覆上皮的结构特点。
2. 掌握疏松结缔组织各种成分的光镜结构。
3. 了解致密结缔组织、脂肪组织和网状组织的基本结构。
4. 掌握血液的光镜结构。

【实训任务】

1. 观察切片
(1) 单层立方上皮
(2) 单层柱状上皮
(3) 复层扁平上皮
(4) 疏松结缔组织铺片
(5) 血涂片
2. 示教片
(1) 单层扁平上皮
(2) 假复层纤毛柱状上皮

【实训材料】

1. 上皮组织切片
2. 结缔组织切片

【实训内容与方法】

一、示教

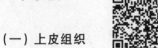

(一) 上皮组织

(二) 结缔组织　　2-1 结缔组织

二、观察

（一）假复层纤毛柱状上皮（气管横切片，HE 染色）

1. 肉眼观察：气管横切面呈环形，靠近管腔面染成紫蓝色的部分是气管的上皮。

2. 低倍观察：气管的上皮细胞排列紧密，各类细胞的细胞核高低不一，不在同一平面上。选一段结构清晰的上皮，移至视野中央，换高倍镜观察。

3. 高倍观察：假复层纤毛柱状上皮中的柱状细胞、梭形细胞和锥形细胞的界限不清晰，以柱状细胞最多，细胞质染成粉红色。上皮的基膜较厚，染成粉红色。在柱状细胞之间，呈空泡状或染成深蓝色的细胞是杯状细胞。在柱状细胞的游离面排列整齐的丝状结构是纤毛。

（二）复层扁平上皮（食管横切片，HE 染色）

1. 肉眼观察：食管横切面呈环形，靠近管腔面染成紫蓝色的部分是食管的上皮。

2. 低倍观察：上皮为多层细胞，细胞排列紧密。细胞质染成粉红色，细胞核染成蓝色。上皮的基底面与结缔组织之间，呈凹凸不平的连接。选择上皮比较完整、细胞界限比较清晰的部分，换高倍镜观察。

3. 高倍观察：表层细胞呈扁平形，细胞核为扁圆形；中层细胞呈多边形，细胞核为圆形，细胞界限清晰。基底层细胞呈立方形或矮柱状，细胞核为椭圆形，染色较深。

（三）透明软骨（气管横切片，HE 染色）

1. 肉眼观察：管壁中部染成紫蓝色的片状结构是透明软骨。

2. 低倍观察：染成紫蓝色的是软骨组织的基质，其中散在的深色小点为软骨细胞；软骨细胞的周围有透亮区（软骨陷窝），这是制片时软骨细胞和软骨基质都各自收缩所致。软骨组织周围呈淡红色的部分是软骨膜，由致密结缔组织构成，与周围的结缔组织无明显分界。

3. 高倍观察：软骨细胞大小不等，常2～4个成群存在。在软骨的边缘部，软骨细胞比较小，呈扁椭圆形；靠近软骨的中央部，软骨细胞比较大，呈椭圆形或圆形。

（四）疏松结缔组织（小肠切片，HE 染色）

1. 肉眼观察：管壁分为三层，内、外两层染色较深，中层染色浅，由疏松结缔组织构成。

2. 低倍观察：疏松结缔组织中纤维排列疏松，为粉红色，被切成各种断面。基质多未着色，细胞数量少，仅见染成蓝色的胞核。疏松结缔组织内有血管和神经丛。

3. 高倍观察：

（1）胶原纤维：粗细不均，方向不同，染成粉红色，呈带状、块状或点状断面。

（2）弹性纤维：呈细丝状或点状结构，具有折光性。调节微调，可见组织中有亮红色点状或细丝状的弹性纤维，但不易与胶原纤维区别。

（3）成纤维细胞：镜下所见紫蓝色椭圆形胞核，主要为成纤维细胞核，由于胞质着色与纤维相近，故细胞轮廓不清。其他细胞较少，不易识别。

（五）血细胞（血涂片，瑞氏染色）

1. 肉眼观察：呈紫红色片状，选择涂片薄和染色浅的部位进行观察。

2. 低倍观察：在视野中，大量灰色小点是红细胞，散在、有紫蓝色小点是白细胞，在涂片边缘较多。注意两者在数量上的差别。

3. 高倍观察：进一步观察红细胞和各类白细胞。

(1) 红细胞：呈双凹圆盘状，无细胞核，染成淡红色。中央部染色较浅，边缘部染色较深。

(2) 中性粒细胞：数量较多，比红细胞略大。细胞呈圆形；细胞质内含有细小、分布均匀的淡紫红色颗粒；细胞核呈杆状或分 2～5 叶，核叶之间有细丝相连。

(3) 嗜酸性粒细胞：数量少，不易找到。细胞圆形；细胞质内含有粗大、分布均匀的橘红色颗粒；细胞核染成紫蓝色，多分成两叶。

(4) 嗜碱性粒细胞：数量极少，很难找到。细胞圆形；细胞质内含有大小不一、分布不均的紫蓝色颗粒；细胞核呈"S"形或不规则形，染色浅淡，常被嗜碱性颗粒遮盖而观察不清。

(5) 淋巴细胞：细胞质较少，染成天蓝色；细胞核呈圆形或卵圆形，染成深蓝色。

(6) 单核细胞：细胞质较多，染成浅灰蓝色；细胞核呈肾形或蹄铁形，常位于细胞的一侧。细胞核染成蓝色，但比淋巴细胞的细胞核染色浅淡。

(7) 血小板：呈不规则的紫蓝色小体。血小板常成群存在，分布在细胞之间。

三、观察并绘图

2-2 单层柱状上皮

(一) 单层柱状上皮（小肠切片，HE 染色）

1. 肉眼观察：表面高低不平的一侧是小肠皱襞，表面为黏膜层，其表面呈紫蓝色的部分为上皮。

2. 低倍观察：小肠腔面高低不平的突起为黏膜皱襞，在皱襞表面有许多突起为小肠绒毛，其表面是单层柱状上皮，杯状细胞散在于柱状细胞之间。

3. 高倍观察：小肠上皮细胞的游离面可见纹状缘。上皮细胞呈柱状，排列紧密。细胞核呈椭圆形，靠近细胞基底面。上皮细胞靠近腔面一侧为游离面，与基底膜相连一侧为基底面。

在高倍镜下绘单层柱状上皮图，注明上皮细胞的游离面、基底面、细胞核和细胞质。

(二) 疏松结缔组织（皮下疏松结缔组织铺片，台盼蓝活体注射，HE 染色）

1. 肉眼观察：标本染成淡紫红色。选择标本较薄的部位进行低倍镜观察。

2. 低倍观察：在视野内的纤维交织成网，细胞分散在纤维之间。胶原纤维呈淡红色，粗细不等，有的弯曲呈波纹状；弹性纤维呈暗红色，较细而直；纤维之间散在许多结缔组织细胞。选择细胞和纤维分布均匀、结构清晰的部位，移至视野中央，换高倍镜观察。

3. 高倍观察：成纤维细胞多呈星形或梭形，细胞质染成极浅的淡红色，所以细胞的轮廓不甚清楚；细胞核呈椭圆形，染成紫蓝色。成纤维细胞的数量较多。巨噬细胞的外形不规则，细胞质中含有吞噬的台盼蓝颗粒（颗粒呈蓝色）；细胞核较成纤维细胞的略小，呈圆形，染成深紫蓝色。

在高倍镜下绘疏松结缔组织图，注明成纤维细胞、巨噬细胞、胶原纤维和弹性纤维。

【考核评分】

组织名称	考核结构	分 值	得 分
上皮组织 结缔组织	单层柱状上皮	2	
	复层扁平上皮	2	
	透明软骨	2	
	疏松结缔组织	2	
	血细胞	2	

（余文富 徐忠勇）

实训项目三　肌组织、神经组织实训

【实训时数】

2 学时。

【实训目的与要求】

1. 掌握骨骼肌、心肌、平滑肌在不同切面的形态结构。
2. 了解肌组织的一般结构特点。
3. 掌握神经元的结构特点。
4. 了解有髓神经纤维的结构特点。

【实训任务】

1. 观察切片
(1) 平滑肌
(2) 心肌
(3) 骨骼肌
(4) 有髓神经纤维
(5) 多级神经元
2. 示教片
(1) 闰盘
(2) 触觉小体
(3) 运动终板

【实训材料】

1. 平滑肌切片
2. 心肌切片
3. 骨骼肌切片
4. 手指皮肤切片
5. 肋间肌压片
6. 神经纵切片
7. 脊髓横切片

【实训内容与方法】

一、示教

闰盘（心肌切片，HE染色）

二、观察

（一）平滑肌（小肠切片，HE染色）

1. 肉眼观察：切片中染色最红的部分，为平滑肌。

2. 低倍观察：在染色最红的部位可见平滑肌的纵切面和横切面，在两层平滑肌之间有少量疏松结缔组织。平滑肌纤维的纵切面呈长梭形，横切面呈大小不等的点状。

3. 高倍观察：平滑肌的纵切面，肌纤维呈梭状，染成红色，细胞核呈杆状，染成紫蓝色，位于肌纤维的中央。横切面肌纤维呈大小不同的圆形结构，有的肌纤维可见圆形的核，有的则看不见核。

（二）心肌（心室壁切片，HE染色）

1. 肉眼观察：标本为心脏切片，标本一侧肥厚部分为心室壁，主要由心肌组成。

3-1 心肌切片

2. 低倍观察：可见到心肌纤维各种不同的切面，其纵切面呈带状，具有分支；横切面呈不规则的圆形。在肌纤维之间，有少量疏松结缔组织和小血管。选择典型的纵切面，移至视野中央，换高倍镜观察。

3. 高倍观察：心肌纤维的分支彼此吻合成网。核呈圆形，位于肌纤维的中央。在肌纤维中，横过纤维染色较深的细线为闰盘。在适当下降聚光器和缩小光圈后再观察，可见肌纤维内有横纹，但不如骨骼肌明显。

（三）有髓神经纤维（神经纵切片，HE染色）

1. 低倍观察：在神经内有许多平行的纵切有髓神经纤维。选一段完整而清晰的神经纤维，移至视野中央，换高倍镜观察。

2. 高倍观察：神经纤维的中央有一条紫红色的轴索，其两侧的髓鞘呈网状或透亮的空隙，这是由于髓鞘内的脂质被二甲苯溶解所致。在髓鞘的两侧，还有染成深红色的神经膜。神经纤维成节段分布，其狭窄连接处为神经纤维节（郎飞节），两个节之间的一段神经纤维即节间段。

三、观察并绘图

（一）骨骼肌（骨骼肌纵切片，HE染色）

1. 肉眼观察：切片中染成红色的长方形结构为骨骼肌的纵切面。

2. 低倍观察：骨骼肌纤维呈细长的圆柱状，有明暗相间的横纹。细胞核呈扁椭圆形，染成紫蓝色,位于肌膜的深面,数量较多。肌纤维之间有少量结缔组织。选择轮廓清晰的肌纤维,移至视野中央,换高倍镜观察。

3. 高倍观察:肌纤维内有许多纵行的线条状结构,即肌原纤维。下降聚光器,在视野内的光线较暗时,继续观察肌原纤维及其明、暗带,肌纤维细胞核的位置和形态。

在高倍镜下绘骨骼肌纵切面图,并注明肌纤维的肌膜及细胞核。

3-2 脊髓横切

(二)多极神经元(脊髓横切片,HE 染色)

1. 肉眼观察:切片呈扁圆形,其中部染色较深,呈蝶形,为脊髓的灰质。

2. 低倍观察:灰质中央的圆形空腔,为脊髓的中央管,中央管两侧的灰质较宽阔的一端叫前角,前角内体形较大、染色较深的多角形细胞即为多极神经元。选择一个典型的多极神经元,移至视野中央,换高倍镜观察。

3. 高倍观察:多极神经元的细胞不规则,可见数个突起的根部,但不易区分其为树突还是轴突;细胞质染成红色,在细胞质内的蓝色斑块状物质为尼氏体(嗜染质);细胞核位于胞体的中央,大而圆,着色浅淡,内有深色的核仁。

在高倍镜下绘一个多极神经元图,并注明胞体、尼氏体、细胞核和突起。

【考核评分】

组织名称	考核结构	分 值	得 分
肌组织 神经组织	平滑肌	2	
	心肌	2	
	骨骼肌	2	
	有髓神经纤维	2	
	多级神经元	2	

(李群锋 史红娟)

实训项目四　骨和骨连结实训

【实训时数】

4 学时。

【实训目的与要求】

1. 熟悉骨的形态分类,掌握骨的构造及滑膜关节的基本结构。

2. 掌握各部椎骨、骶骨、胸骨和肋的形态结构,脊柱的组成、整体观和各椎骨的连结,胸廓的组成和整体观。

3. 熟悉颅的分部,脑颅骨和面颅骨的名称、位置,颅各面的形态结构,新生儿颅的形态结构特点,颞下颌关节的组成和构造。

4. 掌握上肢骨的组成和各骨的名称、位置,肩关节、肘关节、桡腕关节的组成和构造特点。

5. 掌握下肢骨的组成和各骨的名称、位置,骨盆的组成和分部,髋关节、膝关节、距小腿关节的组成和构造特点。

6. 在活体上辨认全身主要的骨性标志。

【实训任务】

1. 人体骨架标本

2. 脊柱标本,椎骨连结标本

【实训材料】

1. 人体骨架标本、全身各部游离骨标本、儿童长骨剖面标本(纵横切)及脱钙骨和煅烧骨标本

2. 脊柱标本,椎骨连结标本。胸廓前壁的解剖标本。男、女骨盆标本(或模型)。已打开关节囊的肩关节、肘关节、髋关节、膝关节、颞下颌关节和桡腕关节标本

3. 整颅标本、分离颅骨标本、颅的水平切及矢状切标本、新生儿颅标本和鼻旁窦标本

【实训内容与方法】

一、骨的分类和构造

(一)骨的概述

在骨架上辨认各种形态的骨,观察它们的形态特点和分布。观察长骨剖面标本并区分

长骨的骨干和两端,辨认骨髓腔、松质间隙、骨膜、骨质和两端的关节面。

(二) 骨的化学成分与骨物理特性的关系

取经稀盐酸脱钙后的骨标本和经煅烧除去有机质的骨标本,观察它们的外形和比较它们的物理特性。

二、骨连结的分类和构造

(一) 直接连结

取脊柱腰段矢状切面和颅的标本,分别观察椎间盘和缝。

(二) 滑膜关节

关节的基本构造:取肩关节标本观察关节囊的构造和附着部位,关节面的形状,关节腔的构成。关节的辅助结构:取膝关节标本,观察韧带、两块半月板的位置和形态。

三、躯干骨及其连结

4-1 椎骨

(一) 脊柱

在人体骨架标本上观察脊柱的位置和组成。

1. 椎骨:取胸椎观察辨认椎体、椎弓(椎弓板、椎弓根)、横突、棘突和上、下关节突,观察椎孔和椎间孔的形态和位置。区别不同部位椎骨的形态结构特点。观察骶骨的岬、骶前孔、骶后孔、骶管裂孔、骶角以及耳状面,骶管与骶前孔、骶后孔的交通关系。

2. 椎骨的连结:取切除 1~2 个椎弓的脊柱腰段标本,观察椎间盘的位置、外形和构造。观察前、后纵韧带的位置,棘上韧带、棘间韧带和黄韧带的附着部位。

3. 脊柱的整体观:在脊柱标本上,从前面观察椎体自上而下的大小变化,从后面观察棘突纵行排列的情况,从侧面观察 4 个生理性弯曲的部位和方向。

(二) 胸廓

在人体骨架标本上观察胸廓的组成及各骨的位置和各肋前、后端的连结关系。在胸骨标本上区分胸骨柄、胸骨体和剑突,辨认颈静脉切迹和胸骨角。

在活体上摸辨以下结构:第 7 颈椎棘突、颈静脉切迹、胸骨角、第 2~12 肋、肋弓和剑突。

四、颅骨及其连结

(一) 颅的组成

取整颅及颅的水平切和正中矢状切标本,观察颅的分部和各块颅骨在整颅中的位置。观察下颌骨的形态。

（二）颅的整体观

取新生儿颅标本及颅的水平切和正中矢状切标本观察。

4-2 颅的整体观

1. 颅的顶面：观察颅缝的位置和形态，新生儿颅的特点，前、后囟的位置、形态和大小。

2. 颅底内面：由前向后，依次区分颅前窝、颅中窝和颅后窝。观察各窝内的孔和裂，多数与颅外相通，观察时应同时注意它们在颅外的位置。

（1）颅前窝：查看筛板的位置和形态，筛板及颅前窝外侧部下方的毗邻。

（2）颅中窝：中央的隆起是蝶骨体，上方的凹窝即垂体窝。然后分别辨认视神经管、眶上裂、圆孔、卵圆孔、棘孔、颞骨岩部和鼓室盖。

（3）颅后窝：在枕骨大孔周围寻认舌下神经管、横窦沟、乙状窦沟和颈静脉孔以及位于颈静脉孔前上方的内耳门。

3. 颅底外面：在前区内辨认骨腭及两侧的牙槽弓和牙槽。在后区寻认枕骨大孔、枕外隆凸和颈动脉管外口。从颈静脉孔向外，依次寻认茎突、茎乳孔和乳突。由乳突向前，查看下颌窝和关节结节。

4. 颅的侧面：由乳突向前，辨认外耳门、颧弓及颞窝。在颞窝内侧壁上寻认翼点，观察其位置以及骨质的厚薄。

5. 颅的前面：

（1）眶：观察眶的位置及毗邻，寻认眶上切迹（眶上孔）和眶下孔；查看泪囊窝，以及与它相连续的鼻泪管。在眶外侧壁的后部查看眶上裂和眶下裂。用细铜丝探查视神经管、鼻泪管、眶上裂和眶下裂，观察它们各与何处相通。

（2）骨性鼻腔：检查梨状孔、鼻后孔和骨性鼻中隔的位置，辨认骨性鼻腔外侧壁上的上、中、下鼻甲，以及相应鼻甲下方的上、中、下鼻道。在上鼻甲的后上方查找蝶筛隐窝。

（3）鼻旁窦：取颅的正中矢状切和显示各鼻旁窦的标本，观察各鼻旁窦的位置和形态。

（三）颞下颌关节

取关节囊外侧壁已切除的颞下颌关节标本，观察颞下颌关节的组成、关节囊的结构特点和关节盘的形态。结合活体，验证颞下颌关节的运动。

在活体上摸辨以下结构：枕外隆凸、乳突和下颌角。

五、四肢骨及其连结

（一）上肢骨

1. 肩胛骨：辨认肩胛骨的 2 面、3 角和 3 缘。查找肩胛骨前面的肩胛下窝，后面的肩胛冈、肩峰及冈上、下窝，确认外侧角上的关节盂。在人体骨架标本上查看上、下角与肋的对应关系。

4-3 上肢骨及其连结

2. 锁骨：分辨锁骨的内、外侧端，对照人体骨架标本，观察它们的邻接关系。

3. 肱骨：在上端观察肱骨头的外形、大结节、小结节和外科颈。在肱骨体上寻认三角肌粗隆和桡神经沟。在下端依次寻认内上髁、肱骨滑车、肱骨小头和外上髁。

4. 桡骨：上端细小，下端粗大；观察上端的桡骨头，以及与肱骨小头的对应关系。在下端，辨认外侧的茎突，内侧与尺骨头相对的尺切迹，并观察桡骨下端与腕骨相接的关节面。

5. 尺骨：上端粗大，下端细小。观察上端的鹰嘴、冠突和滑车切迹。在冠突的外侧面寻认桡切迹，观察桡切迹与桡骨头的对应关系。在下端辨认尺骨头和茎突。

6. 腕骨、掌骨和指骨：取手骨标本观察，注意它们的位置排列及邻接关系。

（二）上肢骨的连结

1. 肩关节：取纵行切开关节囊的肩关节标本，观察其组成、关节面的形态和大小差别、关节囊的形态结构特点及肱二头肌长头腱。结合活体，验证肩关节的运动。

2. 肘关节：取横行切开关节囊前、后壁的标本，观察肱桡关节、肱尺关节和桡尺近侧关节的组成。查看关节囊的形态结构特点，桡骨环状韧带的位置、形态以及与桡骨头的关系。观察肘关节在做屈、伸运动时，肱骨内、外上髁和鹰嘴3点位置的变化。

3. 桡腕关节：取冠状切开的桡腕关节标本，观察关节的组成，并结合活体，验证其运动。

在活体上摸辨锁骨、肩胛冈、肩峰、肩胛骨下角、肱骨内上髁、肱骨外上髁、尺骨鹰嘴和桡骨茎突。

4-4 下肢骨及其连结

（三）下肢骨

1. 髋骨：根据髋臼和闭孔的位置，先判定髋骨的侧别和方位，明确髂骨、坐骨和耻骨在髋骨中的位置。然后寻认髂嵴、髂前上棘、髂后上棘、髂结节、髂窝、耳状面、弓状线、耻骨梳、耻骨结节和耻骨下支，注意耻骨梳与弓状线的关系。在髋骨的后下部辨认坐骨结节、坐骨棘、坐骨大小切迹和坐骨支。

2. 股骨：观察股骨头、股骨颈、大转子和小转子，注意股骨头与髋臼的关系和股骨上端的方向。观察股骨下端的内、外侧髁。

3. 髌骨：对照人体骨架标本观察它的位置。

4. 胫骨：在胫骨上端观察内、外侧髁与股骨同名髁的对应关系。寻认胫骨粗隆及胫骨下端的内踝。

5. 腓骨：辨认上端膨大的腓骨头和下端呈略扁三角形的外踝。

6. 跗骨、跖骨和趾骨：取足骨的串连标本或人体骨架标本观察，注意各骨的排列关系。

（四）下肢骨的连结

1. 髋骨的连接：取骨盆标本或模型观察。

（1）骶髂关节和耻骨联合：观察骶髂关节的组成，辨认骶结节韧带和骶棘韧带，观察坐骨大、小孔的围成及耻骨联合的位置。

（2）骨盆：观察骨盆的组成，大、小骨盆的分界，小骨盆上、下口的围成，耻骨弓的构成，比较男、女骨盆的差异。

2. 髋关节：取环形切开关节囊的髋关节标本，观察其组成、两骨关节面的形态及关节囊的厚薄，验证其运动。

3. 膝关节：取关节囊前壁向下翻开、后壁横行切开的膝关节标本，观察其组成和两骨关节面的形态，髌韧带、前后交叉韧带的位置，内外侧半月板的位置和形态，验证其运动。

4. 距小腿关节：在距小腿关节标本上，观察其组成，验证其运动。

5. 足弓：在足关节标本上，观察足弓的形态和维持足弓的韧带。

在活体上摸辨以下结构：髂嵴、髂前上棘、髂结节、坐骨结节、耻骨结节、大转子、股骨内侧髁、股骨外侧髁、髌骨、胫骨粗隆、腓骨头及内、外踝。

【考核评分】

器官名称	考核结构	分　值	得　分
骨、骨连结	脊柱	2	
	胸廓	2	
	颅	2	
	上肢骨及其连结	2	
	下肢骨及其连结	2	

（胡泉东　李群锋）

实训项目五　肌学实训

【实训时数】

2 学时。

【实训目的与要求】

1. 了解骨骼肌的分类、构造和辅助结构。

2. 熟悉斜方肌、背阔肌、胸锁乳突肌、胸大肌、前锯肌、肋间肌的位置和作用。

3. 掌握膈的位置、形态和作用。

4. 掌握腹前外侧壁各肌的位置和形态特点,辨认腹直肌鞘的位置和形态。腹股沟管的位置、形态和内容物。

5. 熟悉三角肌、肱二头肌、肱三头肌、臀大肌、股四头肌、小腿三头肌的位置和作用。了解前臂肌、股肌、小腿肌的分群和作用。

6. 了解腋窝、肘窝和腘窝的位置和境界。掌握股三角的位置、境界和内容物。

【实训任务】

1. 全身骨骼肌标本

2. 颅顶层次解剖标本

【实训材料】

1. 全身骨骼肌标本、躯干肌标本、膈标本、头肌标本、颈肌标本、上肢肌标本和下肢肌标本或模型

2. 颅顶层次解剖标本

【实训内容与方法】

一、肌的分类和构造

在全身肌标本上观察长肌、短肌、扁肌和轮匝肌的形态,辨认肌腹、肌腱和腱膜。

二、躯干肌

在全身骨骼肌标本、躯干肌标本、膈标本(或模型)上观察。

（一）背肌

观察斜方肌、背阔肌、竖脊肌的位置、起止点，理解它们的作用。

（二）胸肌

确认胸大肌、前锯肌的起止点和肌束方向以及与肩关节运动轴的关系。验证它们的作用。在肋间隙内区别肋间内、外肌。

（三）膈

检查膈附着于胸廓下口周缘的情况，膈周围部和中央部的结构差别，辨认膈的3个裂孔和通过的结构。

（四）腹肌

检查腹壁3层扁肌的位置和肌束走行方向，腱膜与腹直肌鞘的关系，腹直肌鞘包绕腹直肌的情况。辨认腹外斜肌腱膜与腹股沟韧带的关系，以及腹股沟韧带的附着部位。

观察腹股沟管的位置、形态、内外两口的部位、四壁和内容物。寻找腹股沟三角的位置和境界。

（五）会阴肌

观察肛提肌和覆盖在它的上、下两面的筋膜，盆膈的位置和穿过盆膈的结构。会阴深横肌和尿道括约肌及覆盖在它们上、下面的筋膜，尿生殖膈的位置和穿过它的结构。

三、头颈肌

在头颈肌和颅顶层次解剖标本上，辨认枕额肌，观察眼轮匝肌、口轮匝肌。观察咬肌和颞肌的位置，并咬紧上、下颌牙，在自己身上触摸两肌的轮廓。

在颈肌标本上观察胸锁乳突肌的位置和起止点，查看舌骨的位置以及舌骨上、下肌群。观察斜角肌间隙的围成、内容物。

四、四肢肌

（一）上肢肌

在上肢肌标本结合全尸解剖标本上查找三角肌、肱二头肌、肱三头肌的位置和起止点。观察前臂各肌的位置、起止概况和肌腱的分布。观察手肌外侧群、内侧群和中间群的位置以及鱼际和小鱼际的形成。

辨认腋窝和肘窝的位置，观察手腱滑膜鞘的结构特点。

（二）下肢肌

在下肢肌标本结合全尸解剖标本上观察髂腰肌、臀大肌、梨状肌及股前群肌、股内侧群肌、股后群肌和小腿前群肌、外侧群肌和后群肌的位置。寻找臀大肌、缝匠肌、股四头肌和小腿三头肌的起止点及跟腱的附着部位。足肌主要分布于足底，可免查。

辨认围成股三角和腘窝的结构及内容物。

【考核评分】

器官名称	考核结构	分　值	得　分
骨骼肌	背肌	1	
	胸肌	2	
	膈肌	2	
	腹肌	2	
	上肢肌	1	
	下肢肌	2	

（余文富　季　华）

实训项目六 消化系统大体实训

【实训时数】

2学时。

【实训目的与要求】

掌握消化系统的组成,消化管各段的位置、连续关系、形态及内部结构,食管、胃、直肠和肝的毗邻,肝外胆道。

【实训任务】

1. 消化管
(1) 口腔
(2) 咽
(3) 食管
(4) 胃
(5) 小肠
(6) 大肠
2. 消化腺
(1) 肝、胆囊
(2) 胰

【实训材料】

1. 消化系统概观标本或模型,人体半身模型,头颈部正中矢状切面标本或模型
2. 各类牙的标本或模型,消化管各段离体及切开标本,消化腺离体标本及模型
3. 男、女盆腔正中矢状切面标本或模型
4. 腹腔解剖标本,腹膜后间隙器官标本

【实训内容与方法】

一、消化管

(一)口腔

对照口腔模型,在活体上采取对镜自查或互查的方法,观察口腔结构。

1. 腭：硬腭、软腭、腭垂、腭舌弓、腭咽弓、腭扁桃体、咽峡。

2. 舌：舌尖、舌体、舌根，舌乳头、舌系带、舌下阜和舌下襞。

3. 牙：牙的排列（切牙、尖牙、前磨牙及磨牙）、牙的形态（牙冠、牙颈、牙根）、牙的构造（牙釉质、牙质、牙骨质、牙髓）及牙周组织（牙龈、牙槽骨、牙周膜）。

4. 口腔腺：腮腺、下颌下腺、舌下腺的位置形态及开口部位。

（二）咽

咽各部（鼻咽、口咽、喉咽）的位置及其连通关系、各部主要结构（咽隐窝、腭扁桃体、梨状隐窝等）。

（三）食管

食管的长度和分部（颈部、胸部和腹部）及 3 个狭窄的位置。

（四）胃

确认胃的位置和毗邻；胃的形态（前、后壁，胃大弯、胃小弯，贲门，幽门）、分部（胃底、胃体、贲门部、幽门部，幽门部又分幽门窦和幽门管）；胃的皱襞和幽门括约肌。

6-1 胃

（五）小肠

1. 十二指肠：观察十二指肠的分部（上部、降部、水平部、升部）及各部的主要结构（十二指肠球、十二指肠大乳头、十二指肠空肠曲、十二指肠悬肌）；在十二指肠切开的解剖标本上，辨认十二指肠大乳头和胆总管的开口。

2. 空肠和回肠：空、回肠的位置，区别两者的管壁黏膜和管腔的形态。

（六）大肠

1. 盲肠和阑尾：观察盲肠和阑尾的位置、形态和回盲瓣；在尸体上并结合活体确认阑尾根部体表投影的位置。

2. 结肠：结肠的形态（升结肠、横结肠、降结肠、乙状结肠）；结肠表面的特征性结构（结肠带、结肠袋和结肠脂垂）。

3. 直肠和肛管：直肠的位置和弯曲（骶曲和会阴曲）；直肠横襞、肛柱、肛瓣、肛窦、齿状线、痔环。

二、消化腺

6-2 消化腺

（一）肝

肝膈面、脏面，前缘、后缘，镰状韧带及肝左、右叶，肝"H"沟（胆囊、肝圆韧带、下腔静脉、静脉韧带），肝门（肝门静脉、左右肝管及肝固有动脉）。观察胆囊的位置、形态和分部（胆囊底、体、颈、管）以及输胆管道的组成（左右肝管、肝总管、胆总管、肝胰壶腹及其括约肌）。

在活体上确认肝和胆囊底的体表投影。

（二）胰

在腹膜后间隙器官标本上，观察胰的位置、形态和分部。在胰的离体标本上，观察胰头与十二指肠的关系;辨认胰管与胆总管的关系。

【考核评分】

器官名称	考核结构	分　值	得　分
口腔	腭垂、舌尖、舌体、舌根	1	
咽	鼻咽、口咽、喉咽、腭扁桃体	1.5	
食管	食管	0.5	
胃	贲门、幽门、胃体、胃底、胃小弯、胃大弯	1	
小肠	空肠、回肠、十二指肠(上部、降部、水平部、升部)、十二指肠大乳头	1.5	
大肠	结肠带、结肠袋、肠脂垂、回盲瓣、阑尾、齿状线	1.5	
肝	肝左叶、肝右叶、胆囊(底、体、颈、管)、肝总管、胆总管	2	
胰	胰头、胰体、胰尾	1	

（余文富　季　华）

实训项目七　消化系统组织实训

【实训时数】

1 学时。

【实训目的与要求】

掌握消化管的基本结构及各段结构特点,掌握肝的组织结构。

【实训任务】

1. 观察切片
(1) 胃
(2) 小肠
(3) 肝
2. 示教片
(1) 胃底腺
(2) 小肠绒毛
(3) 肝门管区

【实训材料】

1. 食管切片
2. 胃底切片
3. 小肠切片
4. 肝切片

7-1 食管切片

【实训内容与方法】

一、示教

1. 胃底腺：胃切片（HE 染色）
2. 小肠绒毛：空肠切片（HE 染色）
3. 肝门管区：肝切片（HE 染色）

二、观察

(一) 胃(胃底切片,HE 染色)

1. 肉眼观察:表面染成紫蓝色的部分为黏膜,深部染成淡红色的是黏膜下层,其外染成深红色的是肌层,外膜不明显。

2. 低倍观察:分辨胃壁的四层结构,重点观察黏膜。

(1) 黏膜:较厚,表面的凹陷是胃小凹。黏膜上皮为单层柱状上皮,上皮细胞染色淡,细胞界限清晰。固有层内含有大量排列紧密的管状胃底腺,切片中的断面可呈管状、圆形或不规则形等;腺体顶部染色偏红色,以壁细胞为主,底部染色偏蓝色,以主细胞为主;结缔组织较少。黏膜肌层较薄,由内环行、外纵行两层平滑肌组成,紧贴胃底腺深面。

(2) 黏膜下层:为染色较浅的疏松结缔组织,内有血管和神经。

(3) 肌层:较厚,由内斜、中环、外纵三层平滑肌构成,呈深红色,其层次不易分清。

(4) 外膜:为浆膜,是一层很薄的结缔组织,外有间皮覆盖。

3. 高倍观察:选一外形完整的纵切胃底腺,仔细观察其结构,辨认主细胞和壁细胞。

(1) 主细胞:数量较多。细胞呈柱状,细胞核圆形,位于细胞的基底部,细胞质呈淡蓝色。

(2) 壁细胞:细胞较大,呈圆形或锥体形,圆形的细胞核位于细胞中央,细胞质染成红色。

(二) 空肠(空肠横切片,HE 染色)

1. 肉眼观察:内表面凹凸不平染成淡紫蓝色的是黏膜,向外依次是黏膜下层、肌层和外膜。

2. 低倍观察:分辨肠壁的四层结构,重点观察黏膜。

(1) 黏膜:表面细小的指状突起为肠绒毛,此为小肠的特征性结构。在切片中肠绒毛呈纵、横、斜切面,形状不规则。深部的固有层内可见被切成不同断面的肠腺。肠腺属管状腺,开口于相邻肠绒毛的根部之间。固有层的外周为黏膜肌层。

(2) 黏膜下层:为疏松结缔组织,含有小血管、神经等。

(3) 肌层:为平滑肌,分两层,内层环行,外层纵行。

(4) 外膜:为浆膜。

3. 高倍观察:选择一条清晰、典型的肠绒毛纵切面观察。

(1) 肠绒毛:浅层为单层柱状上皮,上皮细胞游离面可见带状红色的纹状缘。吸收细胞之间夹有许多呈空泡状的杯形细胞;肠绒毛的中轴由结缔组织构成,内含毛细血管和平滑肌纤维;在肠绒毛中央可见一较大而不规则的管腔,管壁由内皮构成,为中央乳糜管,有的呈闭合状态,不易辨认。

(2) 肠腺:上皮与绒毛上皮相似,在腺开口处与肠绒毛的上皮相延续;底部可见潘氏细胞,胞体呈锥体形,核圆形、近基底部,特殊染色时核上方有嗜酸性颗粒。

三、观察并绘图

(一) 肝(肝切片,HE 染色)

1. 肉眼观察:红色片状,其中可见大小不等的肝内血管断面。

7-2 肝切片

2. 低倍观察：肝组织被结缔组织分隔成许多多边形的肝小叶（人肝的小叶间结缔组织很少，肝小叶界限不清楚；猪肝的肝小叶周围结缔组织较多，界限明显）。观察时，典型的中央静脉是肝小叶中央的不规则腔隙（不一定每个肝小叶都切到）。中央静脉周围呈放射状排列的细胞索是肝板的断面，肝板之间的腔隙为肝血窦。数个相邻肝小叶之间，结缔组织较多，内含三种不同结构的管腔，此即门管区。

3. 高倍观察：选择典型的肝小叶和门管区观察。

（1）肝小叶

中央静脉：肝小叶中央的腔隙，管壁不完整，与肝血窦相通，有的腔内可见红细胞、肝巨噬细胞。

肝板：由肝细胞构成，呈索条状。肝细胞的体积较大，呈多边形；胞质呈红色；细胞核呈圆形，位于细胞的中央，核仁明显；大多数肝细胞为一个核，有时可见到两个核。

肝血窦：为肝板之间的不规则腔隙。窦壁的内皮细胞与肝细胞紧贴，核扁而小，染色较深。

（2）门管区：有三种管腔。

小叶间胆管：管腔小；管壁由单层立方上皮构成，细胞核圆形，排列整齐，染成紫蓝色。

小叶间动脉：管腔小而圆；管壁厚，有少量环行平滑肌，染成红色。

小叶间静脉：管腔大而不规则；管壁薄，着色较浅。

在低倍镜下绘肝小叶和门管区图，注明中央静脉、肝板、肝血窦、小叶间胆管、小叶间动脉和小叶间静脉。

【考核评分】

器官名称	考核结构	分　值	得　分
胃	低倍：黏膜（上皮、固有层、黏膜肌层）、黏膜下层、肌层、浆膜	1	
	高倍：胃底腺（主细胞和壁细胞）	1	
小肠	低倍：黏膜（上皮、固有层、黏膜肌层）、黏膜下层、肌层、浆膜、环状襞	1	
	高倍：小肠绒毛（纹状缘、中央乳糜管）、肠腺、平滑肌（内环外纵）	2	
肝	低倍：肝小叶、门管区	2	
	高倍：中央静脉、肝板、肝血窦、小叶间胆管、小叶间动脉、小叶间静脉	3	

（余文富　徐忠勇）

实训项目八　呼吸系统大体实训

【实训时数】

0.5 学时。

【实训目的与要求】

1. 掌握呼吸系统的组成,喉的位置及通连关系,肺的位置、形态和分叶,胸膜的分布、胸膜腔的构成及肋膈隐窝的位置。

2. 熟悉鼻旁窦的组成及开口部位。

3. 了解纵隔的定义、组成、分部。

【实训任务】

1. 鼻

2. 喉

3. 气管与主支气管

4. 肺

5. 胸膜

6. 纵隔

【实训材料】

1. 呼吸系统概观标本

2. 切除鼻甲显露鼻道的标本

3. 胸腔解剖标本

4. 喉模型

5. 气管与主支气管标本

6. 肺透明模型或标本

7. 头颈部正中矢状切面模型

8. 纵隔标本或模型

【实训内容与方法】

一、呼吸系统概观

在呼吸系统概观标本上辨识呼吸系统各器官的位置、形态、境界及相互关系,区分上下呼吸道。

二、鼻

在切除鼻甲显露鼻道的标本上区分鼻前庭和固有鼻腔，辨认嗅区及呼吸区范围，确认上、中、下鼻甲和上、中、下鼻道，鼻泪管开口。辨认额窦、上颌窦、蝶窦和筛窦的位置及其开口部位，用塑料探针显示各鼻旁窦的开口与通连情况。

三、喉

8-1 喉

在活体上观察喉的位置及吞咽时喉的运动，触摸喉结、环状软骨。在头颈部正中矢状切面模型上，观察喉的位置、分部和通连情况。在喉模型上观察喉口的位置，辨认喉腔中部侧壁的两对矢状位黏膜皱襞。比较前庭裂与声门裂的大小。

四、气管与主支气管

取气管与主支气管标本，观察气管软骨的形态，观察气管后壁的结构。比较左、右主支气管形态特点和差异，理解气管异物易掉入右主支气管的原因。

五、肺

8-2 肺

在肺标本或模型上，观察肺的质地、颜色、形态及位置，注意左、右肺外形的差异。辨认出入肺门的主支气管及血管等重要结构。观察两肺的裂隙，辨认各肺叶。注意肺尖与锁骨、肺底与膈的位置关系。

六、胸膜

在胸腔解剖标本上，观察脏胸膜、壁胸膜的配布，壁胸膜的分部，注意观察肋胸膜与膈胸膜转折形成的肋膈隐窝，并观察肋膈隐窝的位置和形态，有条件时可戴医用手套伸入其中加以感受。

七、纵隔

在纵隔模型或标本上，观察纵隔的境界及主要器官。

【考核评分】

器官名称	考核结构	分 值	得 分
鼻	鼻旁窦	1	
	鼻甲和鼻道	1	
喉	前庭襞和声襞	2	
气管	气管杈	1	
肺	肺裂、肺叶	2	
	肺门	1	
胸膜	胸膜	1	
	肋膈隐窝	1	

（余文富　徐忠勇）

实训项目九　呼吸系统组织实训

【实训时数】

0.5 学时。

【实训目的与要求】

1. 掌握气管的组织结构,肺的组织结构。
2. 熟悉细支气管、呼吸性细支气管的组织结构。

【实训任务】

1. 观察切片
(1) 气管
(2) 肺
2. 示教片
(1) 纤毛

【实训材料】

1. 气管切片
2. 肺切片

【实训内容与方法】

一、示教

纤毛(气管切片,HE 染色)

二、观察

气管(气管切片,HE 染色)

1. 肉眼观察:标本呈环形,在管壁中部可见浅蓝色的呈"C"字形的透明软骨。
2. 低倍观察:由管壁的管腔面向外依次是黏膜层、黏膜下层和具有软骨的外膜。
3. 高倍观察:
(1) 黏膜层:靠近管腔内表面为假复层纤毛柱状上皮,染成淡紫红色,游离面的纤毛清晰可见,上皮内夹有空泡状的杯状细胞。上皮的外周为固有层,染成粉红色。

（2）黏膜下层：位于黏膜外周，与固有层无明显界限。在黏膜下层内，可见许多腺体和血管的断面。

（3）外膜：由淡蓝色的透明软骨和结缔组织构成，软骨的缺口处有横行平滑肌束和结缔组织。

三、观察并绘图

肺（肺切片，HE 染色）

1. 肉眼观察：组织疏松，其内有较大的腔隙，为血管和支气管的断面。

2. 低倍观察：视野中大小不等、外形不规则和染色浅淡的泡状结构为肺泡的断面。肺泡之间的薄层结缔组织为肺泡隔。肺泡之间还可见到大小不等的支气管和肺血管分支的断面。

3. 高倍观察：

（1）小支气管：是切片中最粗大的支气管，管壁中有大小不等的透明软骨片，上皮为假复层纤毛柱状上皮。

（2）细支气管：管壁无软骨，终末细支气管的上皮为单层柱状上皮，一般有纤毛，外周有环形平滑肌，注意与血管的横断面区别。

（3）呼吸性细支气管：管壁不完整，连有少数肺泡。上皮为单层立方上皮，外周有少量平滑肌和结缔组织。

（4）肺泡管：呈不规则的弯曲状，连有许多肺泡，相邻肺泡开口处之间的粉红色结节状膨大，即为肺泡管的管壁上残留的平滑肌和结缔组织。

（5）肺泡：壁极薄，上皮的边缘不清晰，不易一一辨认。

（6）肺泡隔：位于肺泡之间，其内可见许多毛细血管的断面和外形大而不规则的巨噬细胞，细胞质内含有黑色颗粒者为尘细胞，尘细胞也可见于肺泡内。

在低倍镜下选择结构较典型的部位，在高倍镜下绘图，注明呼吸性细支气管、肺泡管和肺泡。

【考核评分】

器官名称	考核结构	分　值	得　分
气管中、肺	肺泡	1	
	小支气管	2	
	纤毛	1	
	气管软骨	1	
	细支气管	2	
	杯状细胞	1	
	呼吸性细支气管	1	
	肺泡管	1	

（李群锋　徐忠勇）

实训项目十　泌尿系统大体实训

【实训时数】

0.5 学时。

【实训目的与要求】

1. 掌握泌尿系统的组成,肾的位置、形态、毗邻和构造,肾的被膜。

2. 熟悉输尿管的形态、行程和狭窄,膀胱的形态、位置和毗邻,膀胱三角,女性尿道的毗邻、特点和开口部位。

【实训任务】

1. 肾

2. 输尿管

3. 膀胱

4. 尿道

【实训材料】

1. 泌尿生殖系统概观标本

2. 人体腹后壁器官标本

3. 肾的剖面标本或模型

4. 膀胱模型

5. 男、女性骨盆腔正中矢状切面模型

【实训内容与方法】

在泌尿生殖系统概观标本上,辨认泌尿系统的组成,各器官位置、形态及各器官之间的相互关联,男、女性泌尿系统的差异。

10-1 肾的剖面结构

一、肾

在人体腹后壁器官标本上观察肾的位置、形态,注意左、右肾的位置区别及与第 12 肋的关系;观察肾门的位置,辨认出入肾门的结构。

在肾的剖面标本上,辨认肾皮质和肾髓质的结构特点;观察肾窦和内容物,注意肾盂与肾大、小盏的连属关系。

二、输尿管

在泌尿生殖系统概观标本上,寻认输尿管的行程,辨认 3 个狭窄部位。

三、膀胱

在离体膀胱模型上,结合男、女骨盆腔正中矢状切面模型,观察膀胱的位置、形态、毗邻及膀胱三角的组成和黏膜特点。

四、女性尿道

在女性骨盆腔正中矢状切面模型上,观察女性尿道的毗邻、形态特点及尿道外口的位置。

【考核评分】

器官名称	考核结构	分 值	得 分
肾	肾门及肾门内各结构	2	
	肾皮质及肾柱	1	
	肾髓质(肾锥体)	1	
	肾小盏	1	
	肾大盏	1	
输尿管	输尿管	1	
膀胱	膀胱三角	1	
	输尿管口和尿道内口	1	
尿道	女性尿道外口	1	

(余文富 徐忠勇)

实训项目十一　泌尿系统组织实训

【实训时数】

0.5 学时。

【实训目的与要求】

掌握肾小体的微细结构,区分近端小管曲部和远端小管曲部,了解致密斑和球旁细胞。

【实训任务】

1. 观察切片

肾切片

2. 示教片

(1) 致密斑

(2) 球旁细胞

【实训材料】

肾切片

【实训内容与方法】

一、示教

(一) 致密斑(肾切片,HE 染色)

(二) 球旁细胞(肾切片,HE 染色)

二、观察并绘图

(一) 肾(肾切片,HE 染色)

11-1 泌尿系

1. 肉眼观察:周边部位染色较深的部分是肾皮质,中心部位染色较浅的部分是肾髓质。

2. 低倍观察:肾皮质表面的淡红色线状结构即纤维囊;肾皮质内许多散在的红色圆形结构是肾小体的断面,在肾小体周围密集的管腔是近端小管曲部和远端小管曲部;肾皮质深面无肾小体分布的部位是肾髓质,其内充满近端小管直部、细段、远端小管直部和集合管等结构。

3. 高倍观察：

（1）肾小体：由血管球和肾小囊组成。血管球由许多毛细血管盘曲而成,管壁不易辨识,但血管腔内常可见到散在的红细胞。肾小囊的内层(脏层)与毛细血管壁紧贴,也不能分清;它的外层(壁层)则可清楚辨认是由单层扁平上皮构成的;内、外两层之间的透亮腔隙是肾小囊腔。

（2）近端小管曲部：染成红色;管壁由单层立方上皮构成,相邻细胞间的界限不清晰,常呈锥形;细胞的游离面有染成淡红色的刷状缘;管腔较小而不规则。

（3）远端小管曲部：染成浅红色;管壁为单层立方上皮,细胞界限较清晰,细胞核排列较密集;细胞游离面无刷状缘;管腔较大,较规则。

（4）细段：管壁薄,由单层扁平上皮构成,细胞质被染成淡红色,细胞核突向管腔。

（5）集合小管：上皮细胞因部位不同而可呈立方形或矮柱状,细胞界限清晰,细胞核着色深;管腔较大。

在高倍镜下绘皮质主要结构图,注明肾小囊外层、血管球、肾小囊腔、近端小管曲部和远端小管曲部。

【考核评分】

器官名称	考核结构	分　值	得　分
肾	肾皮质	1	
	肾髓质	1	
	肾小体	1	
	血管球	2	
	肾小囊壁层	1	
	肾小囊腔	2	
	近端小管曲部	1	
	远端小管曲部	1	

（余文富　史红娟）

实训项目十二　　生殖系统大体实训

【实训时数】

1 学时。

【实训目的与要求】

1. 掌握生殖系统的组成。
2. 熟悉男、女性各生殖器官的位置和形态结构。
3. 了解会阴的结构和分部,了解乳房的位置和形态结构。

【实训任务】

1. 男性生殖系统
(1) 睾丸和附睾
(2) 输精管和射精管
(3) 精囊
(4) 前列腺
(5) 尿道球腺
(6) 阴囊
(7) 阴茎
(8) 男尿道
2. 女性生殖系统
(1) 卵巢
(2) 输卵管
(3) 子宫
(4) 阴道
(5) 女阴
(6) 乳房
(7) 会阴

【实训材料】

1. 男性、女性盆腔正中矢状切面标本
2. 离体的男性、女性生殖器官标本
3. 女性乳房的层次解剖标本及矢状切面标本或模型
4. 会阴标本或模型

【实训内容与方法】

一、男性生殖系统

在男性盆腔正中矢状切面标本和离体的男性生殖器官标本上观察。

（一）睾丸和附睾

观察睾丸和附睾的位置、形态，睾丸鞘膜的结构和鞘膜腔的构成。

（二）输精管、精囊腺和射精管

观察输精管的起始、行程和分部，触摸输精管的硬度。在膀胱底的后方，观察精囊的位置和形态；在膀胱颈的后下方，观察射精管的构成和开口部位。

（三）前列腺和尿道球腺

观察前列腺的位置、形态及其与周围器官（膀胱颈、尿生殖膈、直肠）的毗邻关系；观察尿道球腺的位置和形态。

（四）阴囊和阴茎

区分阴茎头、阴茎体和阴茎根；观察阴茎的构造及 3 条海绵体的形态和位置关系；查看阴茎包皮的形态；观察阴囊的构造和内容物。

（五）男性尿道

观察男性尿道的起始、行程和分部；3 个狭窄、3 个扩大和 2 个弯曲的位置、名称并了解其临床意义。

12-1 男性尿道

二、女性生殖系统

在女性盆腔正中矢状切面标本、离体的女性内生殖器标本、女阴标本、女性乳房解剖标本或模型及会阴标本或模型上观察。

（一）卵巢

在髂总动脉分叉处的卵巢窝内找到卵巢，观察其形态以及与子宫阔韧带的关系。

12-2 女性生殖系统

（二）输卵管

在子宫阔韧带的上缘寻找卵巢，观察输卵管的分部以及各部的形态结构特点。

（三）子宫

观察子宫的位置、形态、分部、毗邻以及固定子宫的装置。

（四）阴道

观察阴道的位置、毗邻，了解阴道穹的构成以及与直肠子宫陷凹的位置关系。查看阴道口处女膜痕。

（五）女阴

观察女阴的各部结构，注意区分尿道口与阴道口的位置。

（六）乳房

观察乳房的结构，注意输乳管和乳腺小叶的排列方向。

（七）会阴

观察会阴的范围。区分尿生殖区和肛区，查看所通过的结构。

【考核评分】

器官名称	考核结构	分 值	得 分
生殖系统（大体）	睾丸	1	
	输精管道	1	
	附属腺体	1	
	男性尿道	2	
	卵巢	1	
	输卵管	1	
	子宫	2	
	会阴	1	

（王　征　李群锋）

实训项目十三　生殖系统组织实训

【实训时数】

0.5 学时。

【实训目的与要求】

1. 掌握睾丸的微细结构特点。
2. 掌握卵巢的微细结构特点。
3. 熟悉子宫的微细结构及子宫内膜的周期性变化。

【实训任务】

1. 观察切片
(1) 睾丸
(2) 卵巢
2. 示教片
(1) 精液涂片
(2) 增生期子宫

【实训材料】

1. 睾丸切片
2. 卵巢切片
3. 精液涂片
4. 增生期子宫切片

【实训内容与方法】

一、示教

（一）精子（精液涂片，特殊染色）
观察精子的头部和尾部。

（二）子宫内膜分泌期（分泌期子宫切片，HE 染色）

1. 肉眼观察：染成紫蓝色的部分为子宫内膜，染成红色的部分主要是子宫肌层。
2. 低倍观察：由子宫内膜向子宫外膜逐层观察。

（1）子宫内膜：浅层为单层柱状上皮，染成淡紫色。上皮深面为固有层，由较致密的结缔组织构成，其内可见由单层柱状上皮构成的子宫腺和许多小血管。

（2）子宫肌层：为很厚的平滑肌。肌层的层次不很明显，肌层之间有许多较大的血管。

（3）子宫外膜：浅层为间皮，深层为结缔组织。

二、观察

睾丸（睾丸切片，HE染色）

1. 肉眼观察：睾丸实质表面的红色带为白膜。

2. 低倍观察：睾丸实质内的生精小管被切成许多横断面，各断面之间的结缔组织为睾丸间质。

3. 高倍观察：

（1）生精小管：壁厚腔小，管壁由多层细胞构成，其周围的红色细线为基膜。紧贴基膜的一层细胞主要是精原细胞。精原细胞较小，细胞核圆形，着色较深。精原细胞的管腔侧依次分布有初级精母细胞和次级精母细胞。前者体积最大，细胞核也最大，核内常可见到粗大的染色体；后者外形略小，由于其存在的时间较短，故在切片中不易见到。最内层是精子细胞，体积最小，细胞核呈圆形，着色较深。精子位于生精小管的管腔内，多紧靠精子细胞，头呈点状，染色极深；尾多被切断，不易见到。

在生精细胞之间，可见从基膜伸达管腔的支持细胞，轮廓不易辨认，其细胞质染色较浅，细胞核呈卵圆形，核仁明显。

（2）间质细胞：单个或成群分布于睾丸间质内。细胞较大，呈圆形或多边形，细胞质染成淡红色，细胞核大而圆，着色较浅。

13-1 卵巢切片

三、观察并绘图

卵巢（卵巢切片，HE染色）

1. 肉眼观察：标本呈圆形或椭圆形，在紫红色的组织中可见几个色浅、近似圆形的泡状结构，为生长卵泡。

2. 低倍观察：卵巢皮质位于卵巢的周围部，其内有许多不同发育阶段的卵泡。卵巢髓质位于卵巢的中央部，由疏松结缔组织及血管等构成。

3. 高倍观察：主要观察卵巢皮质。

（1）原始卵泡：位于卵巢皮质的浅层。其中央有一个大而圆的卵母细胞，染色较浅；围绕在它周围的一层扁平细胞，即卵泡细胞。

（2）生长卵泡：多处于不同发育阶段，故其大小和形态结构并不完全相同，但都具有以下一个、数个或全部特点：① 卵泡和卵母细胞的体积均较大；② 卵母细胞的周围有嗜酸性的透明带；③ 卵泡细胞呈立方形，可排成单层或多层；④ 卵泡细胞之间有大小不一的卵泡腔；⑤ 出现放射冠；⑥ 卵泡周围的结缔组织形成卵泡膜。

（3）成熟卵泡：其结构与晚期的生长卵泡相似，但体积更大，并向卵巢表面凸出。这种卵泡因取材不易,很难见到。

（4）黄体:被结缔组织分隔成不规则的细胞团或索,细胞团索之间有丰富的毛细血管,黄体细胞体积较大,呈多边形,核圆,胞质呈粉红色空泡状。

选择一个结构较典型的生长卵泡,在低倍镜下绘图,并注明初级卵母细胞、透明带、放射冠、卵泡腔、卵丘、卵泡壁和卵泡膜。

【考核评分】

器官名称	考核结构	分 值	得 分
睾丸、卵巢、子宫（组织）	生精细胞	2	
	间质细胞	2	
	卵泡	2	
	黄体	2	
	子宫	2	

（王 征 史红娟）

实训项目十四　腹膜实训

【实训时数】

0.5 学时。

【实训目的与要求】

1. 熟悉腹膜和腹膜腔的概念及腹膜的功能。
2. 了解腹膜与脏器的关系及其临床意义。
3. 熟悉小网膜的位置、分部和大网膜、网膜囊的位置，了解大网膜的构成和功能。
4. 了解肝、胃、脾等韧带的名称和位置。
5. 掌握直肠膀胱陷凹和直肠子宫陷凹的位置及意义。

【实训任务】

1. 腹膜与脏器的关系
2. 腹膜形成的结构
(1)网膜
(2)系膜
(3)陷凹和隐窝

【实训材料】

1. 腹膜标本或模型
2. 腹腔解剖标本
3. 腹膜后间隙器官标本

【实训内容与方法】

一、腹膜的配布

腹膜是覆盖于腹、盆腔壁内面和腹、盆腔脏器表面的一层浆膜，分为脏腹膜和壁腹膜。脏、壁腹膜相互移行，围成不规则的潜在性腔隙，称为腹膜腔。男性腹膜腔为一完全封闭的腔隙，女性腹膜腔借输卵管腹腔口经输卵管、子宫、阴道与外界相通。

二、网膜

(一) 小网膜

小网膜是从肝门向下移行至胃小弯和十二指肠上部的双层腹膜结构。小网膜左侧连于肝门与胃小弯之间的部分称肝胃韧带,右侧连于肝门和十二指肠上部之间的部分称肝十二指肠韧带。

(二) 大网膜

大网膜似围裙覆盖于空、回肠和横结肠的前方,由四层腹膜结构组成,即胃前、后壁的两层腹膜自胃大弯和十二指肠上部下垂,形成大网膜的前两层,降至脐平面稍下方返折向上,形成大网膜的后两层,至横结肠包绕其前、后壁,形成横结肠系膜,连于胃大弯和横结肠之间的大网膜前两层则形成胃结肠韧带。

(三) 网膜囊

网膜囊是小网膜和胃后方的扁窄间隙,属于腹膜腔的一部分,又称小腹膜腔,借网膜囊右侧的网膜孔与大腹膜腔相通。

三、系膜

系膜是将器官系连固定于腹、盆壁的双层腹膜结构,包括肠系膜、阑尾系膜、横结肠系膜、乙状结肠系膜等。肠系膜与腹后壁腹膜的移行部称肠系膜根,长约 15cm,起自第 2 腰椎左侧,斜向右下止于右骶髂关节前方。

四、陷凹和隐窝

取男、女性整体标本及盆腔矢状切面标本观察。位于肝右叶下面与右肾和结肠右曲之间的肝肾隐窝是仰卧位时腹膜腔最低处。男性在直肠和膀胱之间有直肠膀胱陷凹;女性在膀胱和子宫之间有膀胱子宫陷凹,在子宫和直肠之间有直肠子宫陷凹,又称 Douglas 腔,与阴道后穹隔以阴道后壁和腹膜。立位或坐位时,男性的直肠膀胱陷凹和女性的直肠子宫陷凹是腹膜腔最低位。

【考核评分】

器官名称	考核结构	分　值	得　分
腹膜	小网膜	2	
	大网膜	2	
	网膜囊	2	
	肠系膜	2	
	陷凹和隐窝	2	

(余文富　胡泉东)

实训项目十五　脉管系统大体实训

【实训时数】

3 学时。

【实训目的与要求】

1. 掌握心的位置和外形,熟悉心各腔的形态、心壁的构造。
2. 熟悉心的传导系统,冠状动脉的起始、行程和分布,冠状窦的位置。
3. 熟悉心包与心包腔,心的体表投影。
4. 熟悉肺动脉干及左、右肺动脉的行程,肺静脉的行程。
5. 掌握主动脉的起始、行程和分部。
6. 掌握头颈、上肢、胸部、腹部、盆部和下肢动脉主干的行程及其主要分支和分布。
7. 熟悉上腔静脉系的组成,上腔静脉的位置、重要属支的名称及收集范围。
8. 熟悉下腔静脉系的组成,下腔静脉的位置、行程、主要属支的名称及收集范围。
9. 掌握肝门静脉合成、行程、主要属支的名称和收集范围,肝门静脉系与上、下腔静脉系的吻合。

【实训任务】

1. 心
2. 肺动脉和肺静脉
3. 升主动脉
4. 主动脉弓
(1) 颈总动脉
① 颈外动脉
② 颈内动脉
(2) 锁骨下动脉
(3) 上肢的动脉
① 腋动脉
② 肱动脉
③ 桡动脉
④ 尺动脉
⑤ 掌浅弓
⑥ 掌深弓

5．降主动脉

（1）胸主动脉

（2）腹主动脉

（3）髂总动脉

（4）下肢的动脉

6．静脉

（1）上腔静脉系

① 头臂静脉

② 奇静脉

（2）下腔静脉系

① 下腔静脉的属支

② 肝门静脉系

③ 髂总静脉

【实训材料】

1．胸腔解剖标本，胸纵隔标本（十字形切开心包）

2．完整的离体心标本和心模型，切开心房和心室的离体心标本和模型，示心传导系的牛心标本或模型

3．头颈、上肢、胸腔、腹腔、盆腔和下肢的动静脉标本，肝门静脉标本或模型

4．胸导管及右淋巴导管标本或模型

5．全身浅淋巴结及胸腔、腹腔、盆腔淋巴结标本或模型

6．脾及小儿胸腺标本

【实训内容与方法】

一、心

（一）心的位置和外形

15-1 心

观察心的位置及与肺、胸膜、胸骨和肋的毗邻关系。

心的外形：心尖、心底，胸肋面、膈面，右心耳、左心耳，心左缘、心右缘、心下缘，冠状沟、前室间沟和后室间沟。

结合标本描述心的体表投影。

（二）心腔的形态

右心房：梳状肌，界沟、界嵴，上腔静脉口、下腔静脉口、右房室口、冠状窦口，卵圆窝。

右心室：右房室口及三尖瓣复合体，肉柱，动脉圆锥，肺动脉口及肺动脉瓣。

左心房：梳状肌，肺静脉口、左房室口。

左心室：左房室口及二尖瓣复合体，主动脉口及主动脉瓣。

（三）心的传导系统

借助牛心标本进行观察：窦房结、房室结、房室束及左右束支的分支和分布。

（四）心的血管

主动脉的根部附近寻找左、右冠状动脉的起始，并追踪观察其行程、分支（前室间支、旋支、后室间支等）和分布；在冠状沟后部寻找冠状窦，寻找心大静脉、心中静脉和心小静脉。

（五）心包

辨认纤维心包和浆膜心包，区分浆膜心包的脏层和壁层，观察心包腔的构成。

二、肺循环的血管

肺动脉干、左右肺动脉、肺静脉、动脉韧带。

三、体循环的动脉

（一）主动脉

升主动脉、主动脉弓及其直接分支（头臂干、左颈总动脉、左锁骨下动脉）、降主动脉。

（二）头颈部的动脉

左、右颈总动脉，颈内动脉、颈外动脉及其分支（甲状腺上动脉、面动脉、颞浅动脉、上颌动脉）。

（三）锁骨下动脉和上肢的动脉

锁骨下动脉及分支（椎动脉、胸廓内动脉、甲状颈干），腋动脉，肱动脉，桡动脉，尺动脉，掌浅弓和掌深弓。注意测血压及测脉搏的部位。

（四）胸部的动脉

观察肋间后动脉的走行部位、分支和分布。

（五）腹部的动脉

1. 不成对的脏支

（1）腹腔干：观察其分支胃左动脉、肝总动脉、脾动脉的行程和分支的分布。

（2）肠系膜上动脉：观察其行程和分支的分布。

（3）肠系膜下动脉：观察其行程和分支的分布。

总结主要脏器的动脉供应及各动脉的行程。

2. 成对的脏支：肾动脉、肾上腺中动脉和睾丸动脉。

（六）盆部和下肢的动脉

髂总动脉、髂内动脉及其分支（直肠下动脉、子宫动脉、阴部内动脉）、髂外动脉及其分支（腹壁下动脉）。注意子宫动脉的行程和分布及其与输尿管的位置关系。

（七）下肢的动脉

股动脉，腘动脉，胫前动脉及其分支（足背动脉），胫后动脉及其分支（足底内侧动脉、足底外侧动脉）。观察股动脉与髂外动脉的移行关系及其与股神经和股静脉的位置关系。

在活体上确定颈总动脉、颞浅动脉、面动脉、锁骨下动脉、肱动脉、桡动脉、指掌侧固有动脉、股动脉、足背动脉等的搏动和压迫止血点。

四、体循环的静脉

（一）上腔静脉系

注意上腔静脉在纵隔内的位置，检查它的合成、行程和注入部位。

1. 头颈部的静脉：观察颈内静脉的行程及锁骨下静脉、头臂静脉和静脉角，在面部辨认面静脉，并寻找它的注入部位。

指出颈外静脉的收集范围和注入部位。

2. 上肢的静脉：观察上肢的浅静脉（头静脉、贵要静脉、肘正中静脉）的起始、行程和注入部位。

3. 胸部的静脉：检查奇静脉、半奇静脉和副半奇静脉的行程、注入部位和收集范围。

（二）下腔静脉系

检查下腔静脉合成、行程和注入部位。

1. 腹部的静脉：下腔静脉的直接属支：肾静脉、睾丸静脉、肝静脉。在肝十二指肠韧带内，胆总管和肝固有动脉的后方寻找肝门静脉，观察它的注入部位和主要属支（肠系膜上静脉、肠系膜下静脉、胃左静脉、胃右静脉、附脐静脉、胆囊静脉、脾静脉），辨认食管静脉丛、直肠静脉丛和脐周静脉网，并由此追踪观察肝门静脉的侧支循环途径。

2. 盆部的静脉：髂总静脉、髂内静脉、髂外静脉的位置。

3. 下肢的静脉：注意股静脉与髂外静脉的移行部位。下肢浅静脉的两大主干（大隐静脉、小隐静脉）的起始、行程和注入部位。

指出临床工作中采血输液时常用的上下肢浅静脉。

五、淋巴系统

（一）胸导管及右淋巴导管

辨认两淋巴导管的起始、走行及与周围结构的毗邻关系，寻找胸导管起始处膨大的乳糜池。

（二）全身重要的淋巴结群

颈外侧浅、深淋巴结，下颌下淋巴结，腋淋巴结，腹股沟浅、深淋巴结，腰淋巴结，腹腔淋巴结，肠系膜上、下淋巴结等。

（三）淋巴器官

脾和小儿胸腺的位置和形态。

【考核评分】

器官名称	考核结构	分 值	得 分
脉管系统（大体）	心	2	
	体循环动脉	3	
	体循环静脉	2	
	肺循环血管	1	
	淋巴导管	1	
	淋巴器官	1	

（李群锋　史红娟）

实训项目十六　脉管系统组织实训

【实训时数】

2 学时。

【实训目的与要求】

1. 掌握心壁的微细结构。
2. 熟悉大动脉、中动脉和中静脉管壁的微细结构。
3. 掌握淋巴结、脾的微细结构。
4. 了解胸腺的微细结构。

【实训任务】

1. 观察切片
（1）心
（2）中动脉、中静脉
（3）淋巴结
（4）脾
2. 示教片
（1）大动脉
（2）胸腺

【实训材料】

1. 心室壁切片
2. 大动脉切片
3. 中动、静脉切片
4. 淋巴结切片
5. 脾切片
6. 胸腺切片

【实训内容与方法】

一、示教

（一）大动脉（大动脉切片，HE 染色）

1. 肉眼观察：切片呈红色管状或条索状，管壁厚。

2. 低倍观察：由管腔面向外,依次分内膜、中膜和外膜。

(1) 内膜：内皮下层较厚,由于内弹性膜与中膜的弹性膜相连,故内膜与中膜分界不清。

(2) 中膜：最厚,由数十层亮红色的波纹状弹性膜组成,膜间有环行平滑肌纤维和少量纤维。

(3) 外膜：为结缔组织,无明显的外弹性膜。

3. 高倍观察：中膜可见 40～70 层平行排列、呈亮粉红色波纹状的弹性膜,其间有少量的平滑肌纤维、胶原纤维和弹性纤维,无成纤维细胞。

(二) 胸腺(胸腺切片,HE 染色)

1. 肉眼观察：标本表面有薄层被膜,呈粉红色。内部是许多大小不等的紫色小块即小叶。每个小叶周围染色深的为皮质,中心染色淡的为髓质。小叶之间染成淡红色处是小叶间隔。

2. 低倍观察：

(1) 被膜：由薄层结缔组织构成,被膜伸入腺实质内形成小叶间隔,将实质分成许多不完全分隔的胸腺小叶。

(2) 胸腺小叶：皮质呈强嗜碱性染深蓝色,位于小叶周边;髓质嗜碱性较弱,位于小叶深部,各小叶的髓质相互连续,其中可见嗜酸性染红色的胸腺小体。

3. 高倍观察：

(1) 皮质：由密集的胸腺细胞和少量胸腺上皮细胞组成。胸腺细胞体积小、圆,核染色深,胞质少,嗜碱性染蓝色。胸腺上皮细胞散在分布,形状不规则;核卵圆形,较大,染色浅,核仁明显;胞质较多,呈弱嗜酸性染粉红色。

(2) 髓质：与皮质相比,胸腺上皮细胞增多,淋巴细胞较少。染红色的胸腺小体散在,大小不等,圆形或形状不规则,由胸腺上皮细胞大致呈同心圆排列而成,内可见少量淋巴细胞;胸腺小体外周的细胞,为扁平形,胞核明显,呈新月状,胞质嗜酸性染色;近胸腺小体中心的上皮细胞退化,核消失,结构不清楚,胞质嗜酸性强。

二、观察

(一) 心(心室壁切片,HE 染色)

1. 肉眼观察：组织呈红色带状,其凹凸不平的一面为心腔面,心外膜侧浅染,常见脂肪组织。

2. 低倍观察：区分心内膜、心肌膜、心外膜,心肌膜最厚,心外膜次之。

3. 高倍观察：

(1) 心内膜：

① 内皮：较薄,为单层扁平上皮。

② 内皮下层：由薄层结缔组织组成,有少许平滑肌纤维。

③ 心内膜下层：着色较浅,主要为疏松结缔组织,有血管、神经和束细胞等分布。在该层还可见到不同切面的浦肯野纤维,它较一般心肌纤维粗而短,染色较浅,形状不规则。

(2) 心肌膜(详见心肌组织)。

(3) 心外膜：为浆膜,其表层为间皮,间皮下有少量结缔组织及脂肪细胞。

（二）中动脉和中静脉（中动脉和中静脉切片，HE 染色）

16-1 中动脉和中静脉

1. **肉眼观察**：标本中壁厚、腔圆而小的为中动脉；壁薄、腔大而不规则的是中静脉。

2. **低倍观察**：中动脉由管腔面向外，依次分内膜、中膜和外膜。中膜最厚，外膜次之。

（1）内膜：可见一层亮红色波纹状结构（内弹性膜），与中膜分界清楚。

（2）中膜：有数十层环行平滑肌纤维。

（3）外膜：为结缔组织，有营养血管及神经束切面；与中膜交界处有明显的外弹性膜。

3. **高倍观察**：

（1）内膜：很薄。内皮细胞的轮廓不清晰，但细胞核很明显；内皮外为内皮下层，有少量结缔组织；内弹性膜是内膜与中膜的分界线，因管壁收缩而呈亮红色波浪状结构。

（2）中膜：最厚，主要由 10～40 层环行的平滑肌纤维构成，细胞核呈杆状或椭圆形，有的因肌纤维收缩而呈扭曲状；其间有亮红色弯曲的弹性纤维，也有粉红色的胶原纤维，无成纤维细胞。

（3）外膜：较中膜稍薄，主要由结缔组织构成，含有小血管和小神经，外膜在接近中膜处有较发达的弹性纤维，呈长短不一的亮红色小片状或线状结构，为外弹性膜。

在低倍镜和高倍镜下观察中静脉，与中动脉相比，内膜薄，内弹性膜不明显；中膜薄，平滑肌纤维层数少；外膜较中膜厚，无外弹性膜。

（三）脾（脾切片，HE 染色）

1. **肉眼观察**：标本为实质性器官，一侧表面粉红色的为被膜；脾实质大部分呈红紫色，为红髓，散在分布的紫蓝色小团或索状结构是白髓。

2. **低倍观察**：

（1）被膜和小梁：被膜的结缔组织较厚，富含弹性纤维和平滑肌纤维，表面覆有单层扁平上皮即间皮。被膜的结缔组织伸入实质形成小梁，呈粉红色的条状或块状，内含小梁动、静脉。

（2）白髓：染成深蓝色，主要由密集的淋巴组织构成，沿中央动脉分布，由动脉周围淋巴鞘和脾小体组成。

① 动脉周围淋巴鞘：为中央动脉周围的弥散淋巴组织。由于动脉走行方向不一，可见动脉周围淋巴鞘的纵、横、斜切面。

② 脾小体：是脾脏内的淋巴小结，常位于动脉周围淋巴鞘的一侧，小结帽朝向红髓，小结内有中央动脉分支。

③ 边缘区：是白髓周边向红髓移行的狭窄区域，与红髓脾索无明显界限，淋巴组织较白髓稀疏，有中央动脉分支而来的毛细血管开口，是血液中的淋巴细胞进入淋巴组织的重要通道。

（3）红髓：位于白髓之间及白髓与小梁之间，含大量红细胞，染色较红。由脾血窦和脾索构成，两者相间分布。

① 脾血窦：为不规则形腔隙，大小不等，有的空虚，有的含大量血细胞。

② 脾索：为不规则的条索，互连成网，网孔即脾血窦。

3. 高倍观察：

（1）脾血窦：位于相邻脾索之间，相互连接成网。窦壁的长杆状内皮细胞多被横切，核圆突向窦腔，细胞间可见小的间隙。窦腔内有大量红细胞。

（2）脾索：条索状，互连成网，由富含血细胞的淋巴组织构成。红细胞与有核细胞（淋巴细胞、网状细胞、巨噬细胞和浆细胞等）聚集，呈红蓝色点状相间，以此与脾血窦和白髓相区别。

三、观察并绘图

（一）淋巴结（淋巴结切片，HE 染色）

1. 肉眼观察：标本为卵圆形的实质性器官，表面有薄层红色被膜，被膜下染成深紫蓝色的部分是皮质；中央部染色较浅的是髓质。

2. 低倍观察：淋巴结表层染成淡红色的薄膜，是由结缔组织构成的被膜。被膜深入实质内形成的长短不等的淡红色棒状结构是小梁。在淋巴结凸侧可见数条输入淋巴管；在淋巴结凹侧有较多结缔组织，其中可见血管、神经和输出淋巴管，此处为淋巴结门。

（1）皮质：

① 淋巴小结：浅皮质内由淋巴组织聚集成的圆形结构即淋巴小结。淋巴小结中央染色较浅的区域为生发中心；生发中心周围有一层密集的小淋巴细胞，染色深，以顶部最厚，称小结帽；淋巴小结中心染色浅，为生发中心的明区，其深面靠近髓质的部分染色深，为生发中心的暗区。

② 副皮质区（胸腺依赖区）：为弥散分布于皮质深层的淋巴组织。

③ 皮质淋巴窦：位于淋巴小结与被膜之间或淋巴小结与小梁之间，呈空网状，染色浅淡，窦腔内细胞稀疏。

（2）髓质：

① 髓索：髓质内由淋巴组织聚集成的条索状结构即髓索，呈紫红色，粗细不一，形状不规则，相互连接成网。

② 髓窦：髓索之间或髓索与小梁之间的染色浅淡区是髓质淋巴窦，宽阔而迂曲，相互连接成网。

3. 高倍观察：

（1）皮质：

① 淋巴小结：生发中心内的明区近被膜侧，染色浅，主要是中等大小的较幼稚的淋巴细胞和网状细胞、巨噬细胞；暗区近髓质侧，染色深，主要是大而幼稚的淋巴细胞；生发中心顶部的小结帽呈新月形，染色深，为大量密集的小淋巴细胞。

② 副皮质区（胸腺依赖区）：可见大量小、圆、嗜碱性的淋巴细胞；网状细胞稀疏，核为不规则的卵圆形，胞质淡粉红色；巨噬细胞的核较网状细胞小而色深，胞质嗜酸性强。

③ 皮质淋巴窦：窦内有散在的淋巴细胞、网状细胞和巨噬细胞。

（2）髓质：

① 髓索：以小淋巴细胞为主，可见浆细胞、巨噬细胞和小血管等。

② 髓窦：窦壁可见扁平的内皮细胞；窦内有星形内皮细胞,形态似网状细胞,突起明显；巨噬细胞胞体较大呈圆形或卵圆形,核较小,胞质嗜酸性,常以突起附着于内皮细胞；淋巴细胞散在。

在低倍镜下绘淋巴结图,注明被膜、小梁、淋巴小结、生发中心、副皮质区、髓索、皮质淋巴窦及髓质淋巴窦等。

【考核评分】

器官名称	考核结构	分 值	得 分
脉管系统(组织)	心	2	
	中等动静脉	2	
	脾	2	
	淋巴结	2	
	大动脉	1	
	胸腺	1	

（王 征 季 华）

实训项目十七　感觉器官实训

【实训时数】

1学时。

【实训目的与要求】

1. 掌握眼球壁的层次及各层的分部和形态。
2. 熟悉眼球内容物的组成及其形态。
3. 了解眼副器的形态和结构。
4. 了解外耳道的形态,熟悉鼓膜的位置和形态。
5. 掌握鼓室的位置和毗邻,了解乳突小房和咽鼓管的位置以及各自的沟通关系。
6. 了解迷路各部的位置和形态,掌握位、听觉感受器的位置。

【实训任务】

1. 视器
(1) 眼球
(2) 眼副器
2. 前庭蜗器
(1) 外耳
(2) 中耳
(3) 内耳
3. 皮肤

【实训材料】

1. 眼球标本或模型,眼副器标本或模型
2. 新鲜猪或牛眼球冠状切标本和矢状切标本
3. 耳的标本或模型,听小骨标本或模型,内耳模型
4. 皮肤切片

【实训内容与方法】

17-1 眼球

一、视器

(一) 眼球

1. 取眼球标本或模型,观察其外形,寻认视神经的附着部位。

2. 取眼球冠状切面的前半部标本或模型,由后向前观察,可见玻璃体、晶状体。移除晶状体,观察其前方的虹膜和瞳孔。眼球壁外层前部的透明薄膜是角膜,角膜与晶状体之间的间隙被虹膜分为前、后两部分,即眼球的前房和后房。

3. 取眼球冠状切面的后半部标本或模型,透过玻璃体,可见乳白色的视网膜(活体上呈棕红色)。视网膜后部偏鼻侧有视神经盘,其与视神经附着处相对。自视神经盘向四周有视网膜小动、静脉。视网膜易从眼球壁剥离,移除玻璃体和视网膜,可见到一层呈黑褐色的脉络膜,它的外层为乳白色的巩膜。

4. 取眼球的矢状切面标本或模型,先观察眼球的前房、后房、晶状体和玻璃体,再由前向后观察眼球壁各层结构。

在活体上辨认角膜、巩膜、虹膜和瞳孔等结构。

(二)眼副器

1. 在活体上观察睑缘、内眦、外眦、泪点、球结膜和睑结膜等结构。

2. 在泪器、眼球外肌标本和模型上观察泪腺、泪小管、泪囊和鼻泪管以及各眼球外肌的位置。

二、前庭蜗器

(一)外耳

利用标本、模型并结合活体观察耳郭形态,外耳道的分部和弯曲,鼓膜的位置及形态。

(二)中耳

在模型上观察鼓室的位置与形态,辨认前庭窗、蜗窗及各听小骨的位置,乳突小房和咽鼓管与鼓室的连通关系。

(三)内耳

1. 骨迷路:在模型上辨认骨半规管、前庭和耳蜗。观察 3 个半规管上膨大的骨壶腹及前庭外侧壁上的前庭窗和蜗窗,观察蜗轴、蜗螺旋管和骨螺旋板的形态。

2. 膜迷路:在模型上观察膜半规管、椭圆囊、球囊和蜗管,寻认壶腹嵴、椭圆囊斑、球囊斑、螺旋器、前庭阶和鼓阶的位置。

三、头皮(头皮切片,HE 染色)

(一)肉眼观察

为一块长条形的组织,一面为蓝紫色的细线即表皮,表皮下面染成红色的为真皮,真皮下面的疏松结缔组织为皮下组织。在真皮中有一些斜行的蓝紫色结构即为毛囊,毛囊包裹着毛发。

(二)低倍观察

1. 表皮:是角化的复层扁平上皮,较薄,角质层也薄,有些部位可见表皮下陷而成毛囊,内含毛。毛伸出皮肤表面的部分为毛干。

2. 真皮：较薄，由致密结缔组织组成，其内含许多毛囊、汗腺、皮脂腺及立毛肌。

3. 皮下组织：含大量脂肪组织，毛囊、毛球、汗腺可伸至此层。可低倍镜和高倍镜结合观察。

（1）皮脂腺：是位于毛囊上部边缘的较大的泡状结构，由复层腺上皮围成。皮脂腺的周围有一层基细胞，胞体较小，着色较深；其内部含有许多较大的圆形或多边形细胞，核小而染色深，位于细胞中央，胞质内充满空泡，是已被溶解的脂滴。皮脂腺开口于毛囊上 1/3 处，导管短，由复层扁平上皮围成。

（2）立毛肌：位于毛囊的钝角侧，为一束平滑肌。其一端附着在毛囊的结缔组织鞘，另一端则附于真皮乳头层。

（3）毛：分为毛干、毛根、毛球 3 部分。毛干和毛根的组织结构基本相同，镜下呈棕褐色的粗条，细胞界限不易分辨。毛根由毛囊所包裹，毛囊分为 2 层，外层为结缔组织性鞘；内层为上皮性鞘，其下端与毛球融合，上端与表皮续连。毛根和毛囊末端膨大为毛球，由一群增殖和分化能力很强的细胞组成，是毛发及毛囊的生长点。结缔组织、毛细血管及神经末梢突入毛球底部的凹陷处，称毛乳头。

【考核评分】

器官名称	考核结构	分　值	得　分
视器	角膜、巩膜	1	
	虹膜、睫状体、脉络膜	1	
	视网膜（视神经盘、黄斑、中央凹）	1	
	眼房、晶状体、玻璃体	1	
前庭蜗器	耳郭、外耳道、鼓膜	1	
	鼓室、听小骨、咽鼓管	1	
	骨半规管、前庭、耳蜗	1	
皮肤	表皮、真皮、皮下组织	1	
	皮脂腺、汗腺	1	
	毛（毛干、毛根、毛囊、毛球、毛乳头）、立毛肌	1	

（丁明星　李群锋）

实训项目十八　　中枢神经系统实训

【实训时数】

3 学时。

【实训目的与要求】

1. 熟悉脊髓的位置、外形及灰、白质的分部。

2. 熟悉脑的分部、外形及与有关脑神经的连接关系。

3. 了解第四脑室的位置及外形。

4. 了解间脑的位置、分部及第三脑室的位置。

5. 掌握大脑半球各面的主要沟、回和分叶。

6. 了解脑和脊髓被膜的配布及硬膜外隙、蛛网膜下隙的位置。

7. 了解颈内动脉和椎动脉在颅内的行程、分支和分布以及大脑动脉环的位置和组成。

【实训任务】

1. 脊髓

2. 脑

(1) 脑的概况

(2) 脑干

(3) 小脑

(4) 间脑

(5) 端脑

3. 脑和脊髓的被膜、血管

【实训材料】

1. 离体脊髓标本,切除椎管后壁的脊髓标本,脊髓横切面模型

2. 整脑标本,脑正中矢状切面标本

3. 脑干和间脑标本,脑干或脑神经核电动模型,小脑水平切面标本

4. 大脑水平切面标本,基底核模型,脑室标本或模型,硬脑膜标本,包有蛛网膜的整脑标本

【实训内容与方法】

一、脊髓

(一) 脊髓的外形

取离体脊髓标本,自上而下观察颈膨大、腰骶膨大、脊髓圆锥及终丝。

(二) 脊髓的位置和脊髓节段

各对脊神经的根丝连接一段脊髓,称一个脊髓节段,故脊髓分为 31 个节段。

(三) 脊髓的内部结构

脊髓中央管的位置,灰、白质的分部。

二、脑

18-1 脑的概况

(一) 概况

分脑干、小脑、间脑和端脑,端脑掩盖间脑。注意它们的位置关系。

(二) 脑干

自下而上分为延髓、脑桥、中脑 3 部分。

1. 腹侧面观察:

(1) 延髓:前正中裂;前外侧沟,沟内有舌下神经相连;锥体和锥体交叉。

(2) 脑桥:基底沟,桥臂上连接三叉神经。

(3) 中脑:大脑脚,脚间窝,窝内有动眼神经穿出。

2. 背侧面观察:

(1) 延髓:后正中沟;后外侧沟,沟内有舌咽、迷走和副神经连脑;楔束结节、薄束结节。

(2) 脑桥:菱形窝。

(3) 中脑:上、下丘;下丘下方有滑车神经连脑。

3. 脑干内部结构:用脑干或脑神经核电动模型显示脑干内神经核团及上、下行纤维束。

4. 第四脑室:在脑的正中矢状切面标本上,观察第四脑室的位置和形态,及其与中脑水管和中央管的通连关系;在整脑标本上,在菱形窝下角的正上方,寻查第四脑室正中孔,在延髓脑桥和小脑连接部附近,寻查第四脑室外侧孔。

(三) 小脑

观察小脑外形,确认小脑蚓、小脑半球、小脑扁桃体。

(四) 间脑

位中脑上方,主要包括丘脑和下丘脑,观察其外形。

(五) 端脑

在整脑标本上观察两大脑半球之间的大脑纵裂及其裂底的胼胝体,大脑半球和小脑之间的大脑横裂。

1. 大脑半球外形：取大脑半球标本，首先辨认其上外侧面、内侧面和下面。然后依次观察：大脑半球的叶间沟（外侧沟、中央沟、顶枕沟）和分叶（额叶、顶叶、枕叶、颞叶、岛叶），大脑半球上外侧面的主要沟和回（中央沟、中央前沟、中央后沟、中央前回、中央后回、额上沟、额下沟、额上回、额中回、额下回、颞上沟、颞横回、角回、缘上回），大脑半球内侧面的主要沟和回（距状沟、扣带回、中央旁小叶、侧副沟、海马旁回、钩）。

18-2 大脑半球外形

2. 大脑半球的内部结构：在大脑水平切面标本上，观察大脑皮质、基底核、内囊、联络纤维。取脑室标本或模型观察侧脑室的形态及脉络丛的形态，注意其沟通关系。

18-3 大脑半球内部结构

三、脑和脊髓的被膜、血管

（一）脑和脊髓的被膜

取切除椎管后壁的脊髓标本，由外向内逐层观察硬膜、蛛网膜和软膜 3 层被膜；观察硬膜外隙、蛛网膜下隙，注意两者的形成、位置和内容。取硬脑膜标本，注意硬脑膜形成的特殊结构（大脑镰、小脑幕、上矢状窦、下矢状窦、横窦、乙状窦、直窦、窦汇、海绵窦）。

（二）脑和脊髓的血管

观察大脑动脉环的形态和组成，辨认大脑中动脉、大脑前动脉、大脑后动脉、颈内动脉和椎动脉。

【考核评分】

器官名称	考核结构	分　值	得　分
脊髓	颈膨大、腰骶膨大、脊髓圆锥	1	
脑	脑干：中脑、脑桥、延髓	1	
	小脑：小脑半球、小脑扁桃体	1	
	间脑：背侧丘脑、下丘脑	1	
	端脑：外侧沟、中央沟、顶枕沟、颞叶、额叶、顶叶、枕叶、中央前回、中央后回、胼胝体、基底核、内囊	3	
被膜、血管	硬膜、蛛网膜、软膜、大脑镰、小脑幕	1.5	
	颈内动脉、椎-基底动脉、大脑前动脉、大脑中动脉	1.5	

（徐忠勇　季　华）

实训项目十九　周围神经系统实训

【实训时数】

3 学时。

【实训目的与要求】

1. 熟悉脊神经的分布概况。
2. 了解颈丛、臂丛、腰丛和骶丛的组成和位置。
3. 掌握各神经丛的重要分支和分布。
4. 了解胸神经前支的行程和分布。
5. 掌握十二对脑神经的名称。
6. 了解各对脑神经的连脑部位和出颅腔所穿经的孔、裂及行程和分布。
7. 了解交感干的组成和位置。

【实训任务】

1. 脊神经
(1) 颈丛
(2) 臂丛
(3) 胸神经前支
(4) 腰丛
(5) 骶丛
2. 脑神经
3. 内脏神经
(1) 交感神经
(2) 副交感神经

【实训材料】

1. 脊神经标本,头颈及上肢肌、血管和神经标本,胸神经标本,腹下壁、下肢肌的血管和神经标本
2. 头部正中矢状切面标本,三叉神经标本和模型,面部浅层结构标本,切除脑的颅底标本,迷走神经和膈神经标本
3. 除去胸、腹脏器的腋中线冠状切胸、腹腔后壁标本

【实训内容与方法】

一、脊神经

（一）脊神经分布概况

在脊神经标本上，自上而下计数和观察颈、胸、腰、骶和尾神经的对数，寻认它们穿出椎管的部位。

（二）脊神经丛和胸神经前支

1. 颈丛：取头颈和上肢肌、血管神经标本，在胸锁乳突肌后缘的中点，寻认颈丛各皮支并观察其行程和分布，追踪观察膈神经。

2. 臂丛：利用头颈及上肢肌、血管和神经标本，先在锁骨中点的后方寻认臂丛，观察臂丛的主要分支（腋神经、肌皮神经、正中神经、尺神经和桡神经），注意其行程和分布。

3. 胸神经前支：取胸神经标本观察肋间神经和肋下神经，注意其行经与肋间血管的关系。

4. 腰丛：取腹下壁、下肢肌的血管和神经标本，先在腰大肌的深面观察腰丛的组成，然后观察其主要分支（股神经和闭孔神经），注意其行程和分布。

5. 骶丛：取腹下壁、下肢肌的血管和神经标本，在盆腔内梨状肌的前方，观察该丛的组成，然后观察其主要分支（臀上神经、臀下神经、阴部神经和坐骨神经，其中坐骨神经又分为胫神经和腓总神经），注意其行程和分布。

二、脑神经

脑神经共 12 对，它们各自的连脑部位已分别在脑干、间脑和端脑中观察，现在主要观察各对脑神经出颅时所穿过的孔、裂及其行程、分支和分布。

1. 各对脑神经出颅时所穿的孔、裂：

（1）嗅神经穿过筛板；

（2）视神经穿视神经管入眶；

（3）动眼神经、滑车神经、展神经和三叉神经的分支眼神经与上颌神经，穿过海绵窦后，除上颌神经经圆孔出颅外，其余各脑神经均经眶上裂入眶；

（4）三叉神经的分支下颌神经，穿卵圆孔出颅腔；

（5）面神经和前庭蜗神经入内耳门；

（6）舌咽神经、迷走神经和副神经穿过颈静脉孔至颅外；

（7）舌下神经则穿同名管出颅腔。

2. 各对脑神经的行程、分支和分布：

（1）嗅神经；

（2）视神经、动眼神经、滑车神经及展神经；

（3）三叉神经：三叉神经节、眼神经、上颌神经、下颌神经；

（4）面神经；

（5）前庭蜗神经；

（6）舌咽神经；

（7）迷走神经：喉上神经、颈心支、喉返神经，注意喉上、喉返神经与甲状腺动脉的解剖应用关系；

（8）副神经；

（9）舌下神经。

三、内脏神经

内脏神经可分为内脏运动神经和内脏感觉神经两种。内脏运动神经按其功能和分布又可分为交感神经和副交感神经。

在脊柱的两侧观察交感干：每条交感干有 22～24 个神经节，借节间支呈串珠状相连，又有交通支与脊神经相连；按其所在的位置可分为颈部、胸部、腰部和盆部；下端在尾骨的前面两干合并，终于一个单节，称奇神经节。

【考核评分】

器官名称	考核结构	分　值	得　分
脊神经	颈丛：膈神经	0.5	
	臂丛：腋神经、正中神经、尺神经、桡神经	2	
	胸神经：肋间神经	0.5	
	腰丛：股神经	1	
	骶丛：坐骨神经、腓总神经、胫神经	1.5	
脑神经	视神经、三叉神经、面神经、迷走神经	4	
内脏神经	交感干	0.5	

（丁明星　史红娟）

实训项目二十　内分泌系统实训

【实训时数】

2 学时。

【实训目的与要求】

1. 掌握垂体、甲状腺、甲状旁腺和肾上腺的位置,熟悉其形态。
2. 熟悉垂体、甲状腺、甲状旁腺和肾上腺的微细结构。

【实训任务】

1. 垂体
2. 甲状腺及甲状旁腺
3. 肾上腺

【实训材料】

1. 脑的正中矢状面标本或模型,垂体标本或模型
2. 甲状腺及甲状旁腺的标本或模型
3. 腹膜后间隙的解剖标本或模型,肾上腺的冠状切面标本或模型
4. 腺垂体、甲状腺、甲状旁腺及肾上腺的组织切片

【实训内容与方法】

一、标本或模型观察

1. 垂体:神经垂体及腺垂体。
2. 甲状腺:侧叶、峡、锥体叶。
3. 甲状旁腺。
4. 肾上腺:皮质及髓质。

二、组织切片观察

(一)示教

1. 腺垂体:垂体切片(HE 染色)。

2. 甲状旁腺：甲状旁腺切片（HE染色）。

（二）观察

肾上腺（肾上腺切片，HE染色）

1. 肉眼观察：周边淡红色的为被膜，深部是染成深红色的皮质，轴心为染成红紫色的髓质。

2. 低倍观察：表面为结缔组织构成的被膜，染成红色。被膜的深面为较厚的皮质，由浅入深，依次是球状带、束状带和网状带。皮质的深面为髓质，内有较大的静脉。

3. 高倍观察：

（1）球状带：此带较窄。细胞较小，呈矮柱状或多边形，胞质染成紫蓝色。细胞排列成团。

（2）束状带：此带占皮质的大部分。细胞较大，呈多边形，胞质因脂滴被溶解而染色较浅，呈空泡状。细胞排列成束状。

（3）网状带：此带也较窄。细胞小，核小而染色深，胞质染成深红色。细胞呈索状排列，各索连接成网状。上述皮质各带的分界都不很明显。各带内有丰富的血窦。

（4）髓质：主要由髓质细胞构成。细胞呈多边形，胞浆被染成浅紫色。髓质细胞排列成索状、团状或连成网状。有丰富的血窦，髓质细胞间偶可见交感神经节细胞。

20-1 甲状腺
切片

（三）观察并绘图

甲状腺（甲状腺切片，HE染色）

1. 肉眼观察：实质染成深红色的片、环状结构。

2. 低倍观察：周围是浅红色的被膜；在实质上可见许多大小不等的甲状腺滤泡的断面，泡腔内有染成深红色的胶状物质。滤泡之间为甲状腺的间质。

3. 高倍观察：滤泡壁由单层上皮构成，大部分为立方形细胞。在甲状腺间质内和滤泡壁上，有单个或成群的泡旁细胞，比甲状腺滤泡上皮细胞稍大，呈卵圆形，细胞质染色较浅。

在高倍镜下绘图，注明甲状腺滤泡上皮、泡腔（胶质）和泡旁细胞。

【考核评分】

器官名称	考核结构	分 值	得 分
甲状腺	大体：侧叶、峡	2	
	组织：甲状腺滤泡上皮、胶质	2	
肾上腺	大体：肾上腺	1	
	组织：皮质（球状带、束状带、网状带）、髓质	4	
垂体	大体：垂体	1	

（李群锋　季　华）

实训项目二十一　人体胚胎学概要实训

【实训时数】

2 学时。

【实训目的与要求】

1. 了解卵裂的过程,掌握胚泡的结构特点。
2. 了解蜕膜的分部及各部的位置。
3. 了解胚盘的结构,三胚层的形成及早期分化所形成的主要结构。
4. 了解胎膜的位置,掌握胎盘、脐带及胎膜的结构和相互关系。
5. 了解常见的先天性畸形。

【实训任务】

1. 胚胎的早期发育
2. 胎盘
3. 常见的先天性畸形

【实训材料】

1. 模型:包括卵裂、桑椹胚、胚泡、胚盘、第 2～4 周人胚、第 5～7 周人胚、神经管、体节、妊娠子宫的剖面、泌尿生殖系发生、心发生模型
2. 标本:脐带和胎盘的标本,不同时期的胚胎标本和一些常见的先天性畸形胚胎标本
3. 幻灯片或录像片

【实训内容与方法】

一、示教

放映有关胚胎学内容的幻灯片或录像片,并进行讲解。

二、模型或标本观察

卵裂与桑椹胚

1. 卵裂球:在模型上观察卵裂球形态、大小和细胞数量的变化,以及桑椹胚的形成。

2．胚泡：在模型上观察胚泡的滋养层、胚泡腔、内细胞群的位置，以及它们之间的位置关系。

3．蜕膜：在妊娠子宫的剖面模型上观察子宫蜕膜与胚胎的关系，即基蜕膜是位于胚胎与子宫肌层之间的部分，包蜕膜是包被于胚胎子宫的腔面部分，而壁蜕膜是包蜕膜与基蜕膜以外的子宫内膜。

4．三胚层的形成与分化：

（1）内、外胚层及中胚层的形成：胚泡的内细胞群增殖分化，逐渐形成两层细胞，面向极端滋养层的一层为外胚层，朝向胚泡腔的一层为内胚层，内、外胚层的细胞紧贴在一起称胚盘。在外胚层上面的腔称羊膜腔，内胚层下面的囊为卵黄囊。在第 2 周胚胎模型上观察羊膜腔、卵黄囊、内外胚层、胚盘和绒毛膜等结构。羊膜腔是靠近极端滋养层与外胚层胚盘之间的小腔；而卵黄囊是内胚层腹侧部的小囊；内外胚层紧密相贴构成了胚盘；还可以观察到胚外中胚层和胚外体腔及绒毛膜。胚外中胚层可分两部分，一部分衬在滋养层的内表面，另一部分覆盖在羊膜和卵黄囊的外面，两者之间为胚外体腔，两者相连处为体蒂；绒毛膜是由滋养层和胚外中胚层形成的，其外面的树状突起为绒毛。

（2）中胚层的形成：在胚盘的模型上观察原条。原条所在的一端是胚体的尾端。原条的中部凹陷，两侧稍隆起。原条的头端隆起称原结。原条在内、外胚层之间形成的细胞层即中胚层。在内、外胚层之间，自原条沿正中线向前延伸的索状结构是脊索。

（3）三胚层的早期分化：在第 3 周的胚胎模型上观察由外胚层早期分化形成的神经沟、神经褶，两者都位于胚体的背侧；在已形成神经管的模型上观察神经管；在第 4 周末的胚胎模型上观察由内胚层分化形成的原肠；在第 4 周末的胚胎横切模型上观察间介中胚层、侧中胚层和胚外体腔。

5．胎膜的观察：

（1）羊膜：羊膜位于胚外中胚层的内面，包于脐带的表面。羊膜围成的腔是羊膜腔。

（2）卵黄囊：其顶部被包入胚体，其余部分被包入脐带。

（3）绒毛膜：观察绒毛膜上的绒毛，辨别丛密绒毛膜与平滑绒毛膜。

（4）脐带：脐带是连于胎儿与胎盘之间的一条圆索状结构，其内含有 1 对脐动脉、1 条脐静脉和卵黄囊等结构。在脐带的横切面模型或标本上辨别脐动脉和脐静脉；观察标本或模型时注意脐带的粗细和长度。

6．胎盘的观察：在观察胎盘的模型或标本时要注意其形态、直径和厚度，辨别其母体面和胎儿面，母体面粗糙，有 15～20 个胎盘小叶，而胎儿面光滑。

7．常见的先天性畸形标本：无脑儿、脊柱裂、联体畸胎等。

三、观察图示

观察各系统常见的发育畸形图示。

【考核评分】

器官名称	考核结构	分　值	得　分
卵裂与桑椹胚	卵裂球、胚泡	2	
	蜕膜	2	
脐带	脐动脉	2	
	脐静脉	2	
胎盘	大体结构	2	

（胡泉东　徐忠勇）

第二篇　学习指导

绪　　论

(一) 名词解释

解剖学姿势：

(二) 填空题

1. 人体的基本组织有四种,即_____、_____、_____和_____。
2. 按照人体的形态,可分为_____、_____、_____和_____四大部分。
3. 解剖学是以_____观察来描述_____的科学。
4. 组织学是借助_____观察_____结构的科学。
5. 研究_____的科学称为胚胎学。

(三) 单项选择题

1. 呈左、右方向水平轴,与矢状轴呈直角交叉的是　　　　　　　　　　　　　　( )
　 A. 矢状轴　　　　　 B. 冠状轴　　　　　 C. 垂直轴　　　　　 D. 横轴
2. 将人体切分为上、下两半所形成的切面是　　　　　　　　　　　　　　　　( )
　 A. 水平面　　　　　 B. 冠状面　　　　　 C. 矢状面　　　　　 D. 横切面

(佘文富　徐忠勇)

第一章　基本组织

第一节　上皮组织

(一) 名词解释

1. 间皮：

2. 腺上皮：

(二) 填空题

1. 被覆上皮主要分布于＿＿＿＿＿＿＿＿和＿＿＿＿＿＿＿＿＿＿的内表面。
2. 在上皮细胞的侧面，常见的细胞连接有＿＿＿＿＿、＿＿＿＿＿、＿＿＿＿＿和＿＿＿＿＿＿四种方式。
3. 上皮细胞有极性是指上皮细胞有＿＿＿＿＿和＿＿＿＿＿之分。
4. 气管黏膜的上皮是＿＿＿＿上皮，膀胱黏膜的上皮是＿＿＿＿上皮。
5. 内分泌腺的分泌物需经＿＿＿＿＿＿＿输送至全身。

(三) 单项选择题

1. 分布在胸膜、腹膜、心包膜表面的上皮是　　　　　　　　　　(　　)
   A. 表皮　　　　B. 间皮　　　　C. 真皮　　　　D. 内皮
2. 单层柱状上皮分布于　　　　　　　　　　　　　　　　　　(　　)
   A. 气管　　　　B. 胃　　　　C. 食管　　　　D. 血管
3. 复层扁平上皮分布于　　　　　　　　　　　　　　　　　　(　　)
   A. 皮肤　　　　B. 膀胱　　　　C. 小肠　　　　D. 心腔

4. 假复层纤毛柱状上皮属单层上皮,是因为　　　　　　　　　　　　　　　(　　)
  A. 有基膜和纤毛　　　　　　　　B. 上皮细胞均为棱柱形
  C. 有杯状细胞　　　　　　　　　　D. 每个细胞都与基膜相连

第二节　结缔组织

(一) 名词解释

1. 血清:

2. 血浆:

(二) 填空题

1. 软骨根据其间质内_____的不同,分成_____、_____和_____三种。
2. 疏松结缔组织内有_____、_____和_____三种纤维。
3. 血小板具有_____和_____功能。

(三) 单项选择题

1. 寄生虫病和过敏性疾病患者血液中数量增多的白细胞是　　　　　　　　(　　)
  A. 单核细胞　　　　　　　　　　B. 嗜酸性粒细胞
  C. 嗜碱性粒细胞　　　　　　　　D. 中性粒细胞
2. 能参与免疫反应的细胞是　　　　　　　　　　　　　　　　　　　　　(　　)
  A. 中性粒细胞　　B. 淋巴细胞　　C. 嗜酸性粒细胞　　D. 成纤维细胞
3. 能修复创口的细胞为　　　　　　　　　　　　　　　　　　　　　　　(　　)
  A. 巨噬细胞　　　B. 浆细胞　　　C. 肥大细胞　　　　D. 成纤维细胞
4. 疏松结缔组织中能产生肝素的细胞是　　　　　　　　　　　　　　　　(　　)
  A. 成纤维细胞　　B. 肥大细胞　　C. 巨噬细胞　　　　D. 浆细胞
5. 嗜银纤维是　　　　　　　　　　　　　　　　　　　　　　　　　　　(　　)
  A. 胶原纤维　　　B. 弹性纤维　　C. 网状纤维　　　　D. 胶原原纤维

(四) 问答题

试述白细胞的分类、各类细胞的正常值。

第三节　肌组织

(一) 名词解释

1. 闰盘:

2. 三联体:

3. 肌节:

(二) 填空题

1. 肌细胞又称_____;肌细胞膜又称_____;肌细胞质又称_____;肌
   细胞的收缩性是由_____来实现的。
2. _____肌和_____肌有横纹。

(三) 单项选择题

1. 属于细胞的是　　　　　　　　　　　　　　　　　　　　　　　　　（　　）
   A. 肌纤维　　　　　B. 弹性纤维　　　　　C. 胶原纤维　　　　　D. 肌原纤维

2. 一个肌节包括 （　　）

  A. 相邻两个闰盘之间的肌原纤维   B. 相邻两 H 带之间的一段肌原纤维

  C. 1/2 明带＋暗带＋1/2 明带   D. 相邻两 M 线之间的一段肌原纤维

3. 骨骼肌细胞内有 （　　）

  A. 三联体   B. 缝隙连接   C. 闰盘   D. 二联体

（四）问答题

简述光镜下如何从形态上区别骨骼肌与心肌。

第四节　神经组织

（一）名词解释

1. 化学性突触：

2. 尼氏体：

3. 神经末梢：

（二）填空题

1. 神经元分为_____和_____两部分。

2. 神经元按其形态不同可分为＿＿＿＿＿＿、＿＿＿＿＿＿＿和＿＿＿＿＿＿＿三类。

3. 化学性突触是由＿＿＿＿＿＿＿、＿＿＿＿＿＿＿和＿＿＿＿＿＿＿三部分构成。

4. 神经纤维分为＿＿＿＿＿＿＿和＿＿＿＿＿＿＿两类。

5. 中枢神经系统神经胶质细胞主要包括＿＿＿＿＿＿＿、＿＿＿＿＿＿＿、＿＿＿＿＿＿＿和＿＿＿＿＿＿＿。

6. 分布于骨骼肌的运动神经末梢称＿＿＿＿＿＿＿。

（三）单项选择题

1. 能合成神经递质的结构是　　　　　　　　　　　　　　　　　　　（　　）
   A. 突触　　　　　　　B. 尼氏体　　　　　C. 神经原纤维　　　D. 神经末梢

2. 神经递质存在于　　　　　　　　　　　　　　　　　　　　　　　（　　）
   A. 突触小泡　　　　　B. 突触前膜　　　　C. 突触间隙　　　　D. 突触后膜

3. 具有吞噬功能的神经胶质细胞为　　　　　　　　　　　　　　　　（　　）
   A. 星形胶质细胞　　　　　　　　　　　B. 少突胶质细胞
   C. 小胶质细胞　　　　　　　　　　　　D. 施万（雪旺）细胞

4. 尼氏体是由（　　　）构成的。
   A. 高尔基体　　　　　B. 粗面内质网　　　C. 神经原纤维　　　D. 神经递质

5. 形成髓鞘的细胞是　　　　　　　　　　　　　　　　　　　　　　（　　）
   A. 星形胶质细胞　　　　　　　　　　　B. 小胶质细胞
   C. 神经细胞　　　　　　　　　　　　　D. 施万（雪旺）细胞

（四）问答题

简述神经元的结构及其分类。

（余文富　徐忠勇）

第二章　运动系统

第一节　骨和骨连结

(一) 名词解释

1. 椎间盘：

2. 滑膜关节：

3. 胸骨角：

4. 颅囟：

5. 椎间孔：

6. 骶角：

7. 翼点：

8. 椎孔：

9. 骨盆界线：

(二) 填空题

1. 骨按形态可分为＿＿＿＿＿、＿＿＿＿＿、＿＿＿＿＿和＿＿＿＿＿四类。

2. 每块骨都由＿＿＿＿＿、＿＿＿＿＿和＿＿＿＿＿构成。

3. 关节最基本的结构是＿＿＿＿＿、＿＿＿＿＿和＿＿＿＿＿。

4. 椎孔由＿＿＿＿＿和＿＿＿＿＿共同构成；而椎间孔则由相邻两个椎骨的＿＿＿＿＿围成。

5. 颈椎的特点是有＿＿＿＿＿，第1颈椎又称＿＿＿＿＿，其特点是＿＿＿＿＿＿＿＿＿＿＿，第2颈椎又称＿＿＿＿＿，其特点是＿＿＿＿＿，第7颈椎又称＿＿＿＿＿，其特点是＿＿＿＿＿。

6. 胸骨角由＿＿＿＿＿和＿＿＿＿＿连结而成，两侧平对第＿＿＿＿＿肋。

7. 连结椎骨的长韧带有＿＿＿＿＿、＿＿＿＿＿和＿＿＿＿＿，短韧带有＿＿＿＿＿和＿＿＿＿＿。

8. 颅由8块颅骨构成，分别是成对的＿＿＿＿＿和＿＿＿＿＿以及成单的＿＿＿＿＿和＿＿＿＿＿骨。成单的面颅有＿＿＿＿＿、＿＿＿＿＿和＿＿＿＿＿。

9. 下颌支内侧面的中部有＿＿＿＿＿孔，它借＿＿＿＿＿与下颌体前外侧面的＿＿＿＿＿孔相通。下颌支与下颌体的交角叫＿＿＿＿＿。

10. 眶与颅腔借＿＿＿＿＿及＿＿＿＿＿相通。

11. 肱骨上端的半球状膨大叫_____,它与肩胛骨的_____构成_____关节。

12. 桡、尺二骨并列,桡骨在_____侧,尺骨的_____侧。

13. 肘关节包括三个关节,即_____、_____和_____。

14. 髋骨由_____、_____和_____融合而成,融合部外侧面的深窝叫_____。

15. 骨盆上的骨性标志主要有_____、_____、_____、_____和_____。

16. 膝关节由_____、_____和_____连结而成。关节囊韧带发达,尤以位于囊前壁的_____韧带最为强大。关节囊内的重要韧带有_____和_____,其作用分别是限制胫骨向_____和向_____移位。

(三) 单项选择题

1. 属于长骨的是　　　　　　　　　　　　　　　　　　　　　　　　( )
　　A. 掌骨　　　　　　　B. 胸骨　　　　　　　C. 肋骨　　　　　　　D. 跟骨

2. 颅盖扁骨内的骨松质称　　　　　　　　　　　　　　　　　　　　( )
　　A. 骨板　　　　　　　B. 外板　　　　　　　C. 板障　　　　　　　D. 内板

3. 骨膜的主要功能是　　　　　　　　　　　　　　　　　　　　　　( )
　　A. 使生长期的骨干逐渐变长　　　　　B. 促进继发骨化点形成
　　C. 促进原发骨化点形成　　　　　　　D. 供应骨的营养

4. 下列可以使骨的长度增长的是　　　　　　　　　　　　　　　　　( )
　　A. 骨膜　　　　　　　B. 骺软骨　　　　　　C. 干骺端　　　　　　D. 骺线

5. 屈颈时,颈部最明显的隆起是　　　　　　　　　　　　　　　　　( )
　　A. 第 1 胸椎棘突　　　　　　　　　　B. 第 6 颈椎棘突
　　C. 第 7 颈椎棘突　　　　　　　　　　D. 第 5 颈椎棘突

6. 在背部正中线上,可触摸到的骨性标志是椎骨的　　　　　　　　　( )
　　A. 横突　　　　　　　B. 椎体　　　　　　　C. 关节突　　　　　　D. 棘突

7. 连结于两相邻棘突之间的韧带是　　　　　　　　　　　　　　　　( )
　　A. 前纵韧带　　　　　B. 后纵韧带　　　　　C. 棘间韧带　　　　　D. 黄韧带

8. 关于脊柱的生理性弯曲,正确的是　　　　　　　　　　　　　　　( )
　　A. 颈曲凸向前　　　　B. 腰曲凸向后　　　　C. 骶曲凸向前　　　　D. 胸曲凸向前

9. 肋是指　　　　　　　　　　　　　　　　　　　　　　　　　　　( )
　　A. 全部的肋骨　　　　B. 肋骨　　　　　　　C. 肋骨和肋软骨　　　D. 肋软骨

10. 面颅骨有　　　　　　　　　　　　　　　　　　　　　　　　　　( )
　　A. 8 块　　　　　　　B. 23 块　　　　　　　C. 15 块　　　　　　　D. 29 块

11. 不属于脑颅骨的是　　　　　　　　　　　　　　　　　　　　　　( )
　　A. 顶骨　　　　　　　B. 颞骨　　　　　　　C. 泪骨　　　　　　　D. 蝶骨

12. 下列结构位于颅后窝内的是　　　　　　　　　　　　　　　　　　( )
　　A. 眶上裂　　　　　　B. 颈静脉孔　　　　　C. 脑膜中动脉沟　　　D. 圆孔

13. 外耳门位于　　　　　　　　　　　　　　　　　　　　　　　　　( )
　　A. 颅的侧面　　　　　B. 颅中窝　　　　　　C. 颅后窝　　　　　　D. 颅前窝

14. 与椎管相续的是 （ ）

    A. 视神经管   B. 颈动脉管   C. 枕骨大孔   D. 舌下神经管

15. 连通茎乳孔与内耳门的是 （ ）

    A. 面神经管   B. 颈静脉孔   C. 视神经管   D. 舌下神经管

16. 位于枕骨大孔前外侧缘的是 （ ）

    A. 横窦沟   B. 乙状窦沟   C. 颈静脉孔   D. 舌下神经管

17. 位于两顶骨与枕骨之间的是 （ ）

    A. 冠状缝   B. 矢状缝   C. 人字缝   D. 前囟

18. 骨性鼻腔的前孔是 （ ）

    A. 梨状孔   B. 鼻后孔   C. 筛孔   D. 卵圆孔

19. 容积最大的鼻旁窦是 （ ）

    A. 上颌窦   B. 蝶窦   C. 额窦   D. 筛窦

20. 位于眶尖处的是 （ ）

    A. 眶上孔   B. 眶下裂   C. 视神经管   D. 眶上裂

21. 肩胛骨的下角平 （ ）

    A. 第 1 肋   B. 第 7 肋   C. 第 5 肋   D. 第 2 肋

22. 桡切迹位于 （ ）

    A. 桡骨上端   B. 桡骨下端   C. 尺骨上端   D. 尺骨下端

23. 关节内有前后交叉韧带穿过的是 （ ）

    A. 肘关节   B. 肩关节   C. 髋关节   D. 膝关节

24. 与尺骨滑车切迹相关节的是 （ ）

    A. 肱骨小头   B. 肱骨鹰嘴窝   C. 肱骨头   D. 肱骨滑车

25. 连结桡骨体与尺骨体的结构是 （ ）

    A. 桡骨环状韧带   B. 桡尺近侧关节

    C. 前臂骨间膜   D. 桡尺远侧关节

26. 髂嵴最高点约平对 （ ）

    A. 第 1 腰椎棘突   B. 第 2 腰椎棘突

    C. 第 3 腰椎棘突   D. 第 4 腰椎棘突

27. 女性骨盆 （ ）

    A. 耻骨下角小于 80°   B. 盆腔呈圆桶状

    C. 是腹腔的一部分   D. 盆腔呈漏斗形

28. 可限制髋关节过度后伸的是 （ ）

    A. 骶棘韧带   B. 骶结节韧带   C. 髂股韧带   D. 股骨头韧带

29. 髌上囊 （ ）

    A. 位于股四头肌腱与股骨之间   B. 前面是髌韧带

    C. 后面为股骨的内、外侧髁   D. 由关节囊的纤维层构成

30. 膝关节的主要运动形式为 （ ）

    A. 环转运动   B. 屈和伸   C. 内收和外展   D. 旋内和旋外

（四）问答题

1. 在第 3、4 腰椎棘突间进行腰椎穿刺时，要依次经过哪些结构，针尖才能到达蛛网膜下隙？

2. 简述肩关节的结构特点和运动。

3. 试述髋关节的结构特点和运动。

4. 哪些结构将椎体和椎弓连结起来？

5. 何谓骨盆的界线？何为大骨盆和小骨盆？

第二节　肌　学

（一）名词解释

1. 斜角肌间隙：

2. 腹直肌鞘：

3. 腹股沟管：

（二）填空题

1. 肌由_____和_____构成。_____是收缩部分，_____起力的传递作用。
2. 肌收缩时，在移动骨上的附着点叫_____，在相对固定骨上的附着点叫_____。
3. 胸锁乳突肌起于_____和_____，肌纤维向后上止于_____。
4. 枕额肌有两个肌腹，即_____和_____，肌腱称_____。
5. 腹股沟管内男性有_____通过，女性则有_____通过。
6. 三角肌收缩时可使肩关节_____。
7. 前臂肌分前、后两群，其前群主要是屈_____关节、_____关节和_____关节及使前臂_____。
8. 髂腰肌由_____肌和_____肌合成。
9. 臀大肌位于_____，略呈_____形，大而肥厚。它起自_____和_____，肌束斜向外下，止于_____。
10. 股前部最强大的肌是_____，它的下部形成肌腱附着于_____的周缘和前面，自此向下延续成髌韧带，止于_____。
11. 小腿后群肌分浅、深两层，浅层有_____肌，它由_____肌和_____肌合成，形成小腿后面的丰隆外形。
12. 使头后仰的有_____肌、_____肌和_____肌。
13. 腹直肌的拮抗肌是_____肌，肱二头肌的拮抗肌是_____肌。
14. 腹股沟镰由_____肌和_____肌的腱膜构成。
15. 腹直肌鞘由_____肌、_____肌和_____肌的腱膜构成。

（二）单项选择题

1. 在长肌两端呈条索状的结构是　　　　　　　　　　　　　　　　　　　　　（　　）
   A. 肌腱　　　　　　　B. 腱膜　　　　　　　C. 腱鞘　　　　　　　D. 肌腹
2. 下列关于肌的起止的描述，正确的是　　　　　　　　　　　　　　　　　　（　　）
   A. 四肢肌多起于远端　　　　　　　　　　B. 躯干肌多起于远侧

  C. 多以起点为动点   D. 多以止点为动点

3. 能使头后仰的是   （ ）
  A. 背阔肌   B. 斜方肌   C. 胸大肌   D. 前锯肌

4. 背阔肌的作用是   （ ）
  A. 臂内收   B. 臂旋外和后伸   C. 助臂上举   D. 伸脊柱

5. 右侧胸锁乳突肌收缩（对侧不收缩）时   （ ）
  A. 头后仰   B. 头歪向右侧   C. 头歪向左侧   D. 面转向右侧

6. 胸大肌止于   （ ）
  A. 肱骨大结节的下方   B. 肱骨小结节的下方
  C. 锁骨外侧   D. 肩胛骨

7. 膈的中心腱内有   （ ）
  A. 腔静脉孔   B. 食管裂孔   C. 气管裂孔   D. 主动脉裂孔

8. 腹股沟管深环位于   （ ）
  A. 腹股沟韧带中点上方   B. 耻骨结节外上方
  C. 腹股沟管浅环的内侧   D. 股管外侧

9. 紧靠腹白线的肌是   （ ）
  A. 腹内斜肌   B. 腹外斜肌   C. 腹横肌   D. 腹直肌

10. 用力上提下颌骨时，于下颌支外面可以摸到的是   （ ）
  A. 咬肌   B. 颞肌   C. 翼内肌   D. 翼外肌

11. 三角肌   （ ）
  A. 有三个头   B. 止于鹰嘴   C. 可使肩关节内收   D. 可使肩关节外展

12. 起自肩胛骨、止于桡骨的肌是   （ ）
  A. 三角肌   B. 背阔肌   C. 肱三头肌   D. 肱二头肌

13. 前臂前群的浅层肌多数起自   （ ）
  A. 肱骨下端的前面   B. 肱骨内上髁
  C. 肱骨外上髁   D. 尺、桡骨中部的前面

14. 在肘窝内可摸到的肌腱是   （ ）
  A. 掌长肌腱   B. 桡侧腕屈肌腱
  C. 尺侧腕屈肌腱   D. 肱二头肌腱

15. 经过腹股沟韧带深面的肌是   （ ）
  A. 闭孔内肌   B. 长收肌   C. 腰方肌   D. 髂腰肌

16. 髋关节最主要的伸肌是   （ ）
  A. 缝匠肌   B. 臀大肌   C. 股四头肌   D. 股二头肌

17. 具有伸髋屈膝作用的是   （ ）
  A. 闭孔内肌   B. 股二头肌   C. 股四头肌   D. 缝匠肌

18. 止于跟骨的是   （ ）
  A. 胫骨前肌   B. 胫骨后肌   C. 小腿三头肌   D. 腓骨长肌

19. 能使足跖屈并内翻的是   （ ）
  A. 胫骨后肌   B. 胫骨前肌   C. 腓肠肌   D. 小腿三头肌

20. 构成股三角内侧界的是 （　　）
　　A. 耻骨肌外侧缘　　B. 缝匠肌内侧缘　　C. 腹股沟韧带　　D. 长收肌内侧缘
21. 既屈髋又屈膝的是 （　　）
　　A. 长收肌　　　　　B. 腹股沟韧带　　　C. 股四头肌　　D. 缝匠肌
22. 预防针通常打在 （　　）
　　A. 三角肌　　　　　B. 臀大肌　　　　　C. 肱三头肌　　D. 肱二头肌
23. 治疗疾病时肌内注射通常打在 （　　）
　　A. 三角肌　　　　　B. 臀大肌或臀中肌　C. 肱三头肌　　D. 股四头肌
24. 收缩时能使腹内压增高的是 （　　）
　　A. 胸大肌　　　　　B. 膈　　　　　　　C. 肋间内肌　　D. 肋间外肌
25. 下列何者损伤后引起膝关节不能伸 （　　）
　　A. 股二头肌　　　　B. 股四头肌　　　　C. 缝匠肌　　　D. 长收肌

（三）问答题

1. 临床上常选哪些部位作肌内注射？

2. 膈肌上有哪些裂孔？位置如何？通过有什么结构？

（钱金岳　余文富）

第三章　消化系统

（一）名词解释

1. 上消化道：

2. 咽峡：

3. 齿状线：

4. 麦氏点：

5. 肝门：

6. 肝小叶：

7. 门管区：

（二）填空题

1. 消化系统由_____和_____两部分组成。
2. 人体最大的一对唾液腺是_____,它的导管开口于平对_____牙的颊黏膜上。
3. 牙周组织包括_____、_____和_____三部分。
4. 咽的上端附于颅底,下端在第_____椎体的下缘平面与食管相续。咽腔可分_____、_____和_____。
5. 腭扁桃体位于_____和_____之间的隐窝内,它与_____及_____共同形成咽淋巴环。
6. 由上而下,食管的三个狭窄距切牙的距离分别是_____cm、_____cm 和_____cm。
7. 胃可分为_____、_____、_____和_____四部。
8. 十二指肠降部的后内侧壁上,有一纵行皱襞,称_____。皱襞下端的乳头状突起叫_____,其顶端有_____和_____的共同开口。
9. 小肠是食物进行_____和_____的主要器官,可分为_____、_____和_____三部分
10. 盲肠及结肠的表面有三种特征性结构,分别是_____、_____和_____。
11. 结肠由始至终依次分为四部分,即_____、_____、_____和_____。
12. 直肠在矢状面上有两个弯曲,即_____和_____。
13. 人体最大的腺是_____,它大部分位于_____和_____,小部分位于_____。
14. 肝的脏面可分四叶,即_____、_____、_____和_____。
15. 胆囊位于_____区,胆囊底的体表投影在_____和_____交点处的稍下方。
16. 输胆管道的肝外部分由_____、_____、_____、_____和_____组成。

（三）单项选择题

1. 不含味蕾的舌乳头是　　　　　　　　　　　　　　　　　　　　　　　　　　（　　　）
   A. 丝状乳头　　　　B. 菌状乳头　　　　C. 轮廓乳头　　　　D. 叶状乳头

2. 没有结肠带的肠管是 （　　）

    A. 横结肠　　　　　　B. 直肠　　　　　　C. 盲肠　　　　　　D. 乙状结肠

3. 胆总管和胰管经肝胰壶腹共同开口于 （　　）

    A. 十二指肠上部　　　B. 十二指肠降部　　C. 十二指肠水平部　　D. 十二指肠升部

4. 成人右上颌第三颗牙是 （　　）

    A. 右上颌第1前磨牙　　　　　　　　　　B. 左上颌第1前磨牙

    C. 右上颌尖牙　　　　　　　　　　　　　D. 左上颌尖牙

5. 关于咽的说法,错误的是 （　　）

    A. 上起颅底　　　　　　　　　　　　　　B. 与鼓室相通

    C. 下至第6颈椎下缘　　　　　　　　　　D. 喉咽部下方接喉

6. 关于食管的说法,错误的是 （　　）

    A. 分颈、胸、腹三段　　　　　　　　　　B. 具有三个狭窄

    C. 全程均被有腹膜　　　　　　　　　　　D. 全长约25cm

7. 食管的第3个狭窄距中切牙 （　　）

    A. 15cm　　　　　　　B. 25cm　　　　　　C. 40cm　　　　　　D. 60cm

8. 关于胃的描述,不正确的是 （　　）

    A. 有两壁、两口、两缘　　　　　　　　　B. 后壁邻网膜囊

    C. 属腹膜内位器官　　　　　　　　　　　D. 大弯侧有一角切迹

9. 腭扁桃体位于 （　　）

    A. 口腔内　　　　　　B. 口咽部　　　　　C. 咽隐窝内　　　　D. 腭舌弓前方

10. 阑尾 （　　）

    A. 附于结肠起始部　　　　　　　　　　　B. 根部是三条结肠带集中之处

    C. 开口于盲肠前内侧壁　　　　　　　　　D. 属腹膜间位器官

11. 直肠 （　　）

    A. 最大的直肠横襞距肛门约7cm,可作为直肠镜检查的定位标志

    B. 有凸向前的骶曲

    C. 有凸向前的会阴曲

    D. 在第1骶椎平面接乙状结肠

12. 与扩大小肠表面积无关的结构是 （　　）

    A. 微绒毛　　　　　　B. 绒毛　　　　　　C. 皱襞　　　　　　D. 中央乳糜管

13. 有关胃微细结构的说法,错误的是 （　　）

    A. 上皮为单层柱状上皮　　　　　　　　　B. 腔面有皱襞

    C. 上皮有少量杯状细胞　　　　　　　　　D. 胃小凹是胃腺的开口处

14. 有关壁细胞的叙述,错误的是 （　　）

    A. 壁细胞又称泌酸细胞　　　　　　　　　B. 细胞质嗜碱性

    C. 有细胞内分泌小管　　　　　　　　　　D. 能分泌盐酸与内因子

15. 关于胃底腺主细胞的正确说法是 （　　）

    A. 胃底腺主细胞又称盐酸细胞　　　　　　B. 细胞较大

    C. 细胞质嗜酸性　　　　　　　　　　　　D. 顶部充满酶原颗粒

16. 位于黏膜下层的腺体是 （ ）
   A. 胃底腺 　　 B. 幽门腺 　　　 C. 小肠腺 　　　 D. 十二指肠腺

17. 与导致维生素 B_{12} 吸收障碍有关的细胞为 （ ）
   A. 柱状细胞 　　 B. 壁细胞 　　　 C. 主细胞 　　　 D. 潘氏细胞

18. 下颌下腺的导管开口于 （ ）
   A. 舌下襞 　　 B. 舌下阜 　　　 C. 舌系带 　　　 D. 舌扁桃体

19. 不经过肝门的结构是 （ ）
   A. 肝门静脉 　　 B. 肝固有动脉 　　 C. 左、右肝管 　　 D. 肝静脉

20. 胆总管 （ ）
   A. 由左、右肝管汇合而成 　　　 B. 由肝总管和胆囊管合成
   C. 在肝十二指肠韧带后方下降 　　 D. 直接开口于十二指肠上部

21. 腮腺导管开口于哪颗牙相对应的颊黏膜上 （ ）
   A. 上颌第 1 前磨牙 　　　　　 B. 上颌第 2 前磨牙
   C. 上颌第 1 磨牙 　　　　　　 D. 上颌第 2 磨牙

22. 胰岛中细胞数量最多的是 （ ）
   A. B 细胞 　　 B. A 细胞 　　　 C. D 细胞 　　　 D. 胰多肽细胞

23. 右锁骨中线与何处的交点,相当于肝上面右侧的最高点 （ ）
   A. 第 4 肋 　　 B. 第 4 肋间隙 　 C. 第 5 肋 　　 D. 第 5 肋间隙

24. 关于肝小叶特征的描述,错误的是 （ ）
   A. 呈多面棱柱形 　　　　　 B. 中央有中央静脉
   C. 是肝的基本结构和功能单位 　 D. 肝板之间为胆小管

25. 肝小叶内的窦周隙位于 （ ）
   A. 相邻肝细胞之间 　　　　 B. 肝细胞与内皮细胞之间
   C. 肝板之间 　　　　　　　 D. 门管区

26. 肝的门管区内不含有的是 （ ）
   A. 小叶间动脉 　 B. 小叶间静脉 　 C. 小叶间胆管 　 D. 小叶下静脉

27. 肝小叶内具有吞噬功能的细胞是 （ ）
   A. 肝细胞 　　　　　　　 B. 肝血窦壁内皮细胞
   C. 肝巨噬细胞 　　　　　 D. 贮脂细胞

28. 肝血窦的血液来自 （ ）
   A. 中央静脉 　　　　　　 B. 小叶下静脉
   C. 小叶间胆管 　　　　　 D. 小叶间动脉和小叶间静脉

29. 有关胰的叙述,错误的是 （ ）
   A. 分为外分泌部与内分泌部 　 B. 外分泌部的腺泡是浆液性腺泡
   C. 可分泌胰液和激素 　　　 D. 所有的分泌物都经导管排入十二指肠

30. 胆小管的管壁为 （ ）
   A. 相邻肝细胞膜 　　　　　 B. 单层扁平上皮
   C. 单层柱状上皮 　　　　　 D. 单层立方上皮

（四）问答题

1. 食管的三个狭窄在何处？分别距中切牙多少距离？

2. 肛管内面结构特点如何？诊断内外痔的依据是什么？

3. 肝的位置和体表投影如何？

4. 说出胆汁的产生及排出途径。

（丁明星　余文富）

第四章　呼吸系统

（一）名词解释

1. 肺门：

2. 肺根：

3. 血-气屏障：

4. 纵隔：

5. 肋膈隐窝：

6. 胸膜腔：

7. 声门裂：

8. 肺泡隔：

(二) 填空题

1. 鼻中隔前下部的黏膜较薄,此区毛细血管丰富,称_____。
2. 肺的上端圆钝,称_____,向上经胸廓上口突出到_____,约高出锁骨_____厘米,下面向上凹陷,称_____。
3. 喉上通_____,下续_____,相当于第_____颈椎的高度。
4. 喉的软骨包括_____、_____、_____和_____,其中_____是呼吸道唯一完整的软骨环。
5. 肺的导气部包括_____、_____、_____、_____和_____。
6. 肺泡上皮包括两种:一是_____,另一种是_____,其中_____能分泌表面活性物质。
7. 壁胸膜包括_____、_____、_____和_____四个部分。
8. 肺泡与肺泡之间的薄层结缔组织叫_____,其内含有丰富的_____,较多的_____和_____等。
9. 肺下界在锁骨中线上交于第_____肋,腋中线处交于第_____肋,肩胛线处交于第_____肋。
10. 临床上气管切开术常在第_____或第_____气管软骨处进行。

(三) 单项选择题

1. 不开口于中鼻道的是 (　　)
   A. 筛窦前群　　　　B. 筛窦中群　　　　C. 筛窦后群　　　　D. 额窦

2. 右肺　　　　　　　　　　　　　　　　　　　　　　　　　　　　（　　　）

   A. 比左肺长　　　　B. 比左肺狭窄　　　　C. 通常分为两叶　　　　D. 以上均不正确

3. 上呼吸道不包括　　　　　　　　　　　　　　　　　　　　　　　（　　　）

   A. 鼻　　　　　　　　B. 气管　　　　　　　　C. 咽　　　　　　　　　D. 喉

4. 肺的微细结构可分为　　　　　　　　　　　　　　　　　　　　　（　　　）

   A. 导气部和呼吸部　　　　　　　　　　B. 皮质和髓质

   C. 间质和实质　　　　　　　　　　　　D. 肺大叶和肺小叶

5. 喉腔最狭窄的部位是　　　　　　　　　　　　　　　　　　　　　（　　　）

   A. 前庭裂　　　　　　B. 喉中间腔　　　　　C. 声门裂　　　　　　D. 声门下腔

6. 体表不能摸到的软骨为　　　　　　　　　　　　　　　　　　　　（　　　）

   A. 会厌软骨　　　　　B. 气管软骨环　　　　C. 甲状软骨　　　　　D. 环状软骨

7. 参与构成肺小叶的结构是　　　　　　　　　　　　　　　　　　　（　　　）

   A. 主支气管　　　　　B. 叶支气管　　　　　C. 细支气管　　　　　D. 小支气管

8. 肺泡隔内无　　　　　　　　　　　　　　　　　　　　　　　　　（　　　）

   A. 毛细血管　　　　　B. 弹性纤维　　　　　C. 平滑肌细胞　　　　D. 巨噬细胞

9. 鼻出血常见的部位在　　　　　　　　　　　　　　　　　　　　　（　　　）

   A. 上鼻甲前下部　　　　　　　　　　　B. 中鼻甲前下部

   C. 下鼻甲前下部　　　　　　　　　　　D. 鼻中隔前下部

10. 鼻泪管开口于　　　　　　　　　　　　　　　　　　　　　　　（　　　）

   A. 上鼻道前端　　　　　　　　　　　　B. 下鼻道前端

   C. 中鼻道前端　　　　　　　　　　　　D. 蝶筛隐窝前端

11. 成对的喉软骨是　　　　　　　　　　　　　　　　　　　　　　（　　　）

   A. 甲状软骨　　　　　B. 环状软骨　　　　　C. 会厌软骨　　　　　D. 杓状软骨

12. 不属于肺呼吸部的是　　　　　　　　　　　　　　　　　　　　（　　　）

   A. 终末细支气管　　　B. 呼吸性细支气管　　C. 肺泡管　　　　　　D. 肺泡

(四) 问答题

1. 简述左、右肺形态上的区别。

2. 肋膈隐窝是如何形成的？有何临床意义？

3. 鼻旁窦有哪些？分别开口于何处？

4. 喉腔分几个部分？是如何划分的？

5. 试述气体从外界进入血液的途径。

（李群锋　徐忠勇）

第五章　泌尿系统

（一）名词解释

1. 肾门：

2. 肾区：

3. 膀胱三角：

4. 肾单位：

5. 滤过屏障：

6. 肾蒂：

(二) 填空题

1. 泌尿系统由 _____ 、_____ 、_____ 和 _____ 组成。
2. 肾门在腹后壁的体表投影，一般在 _____ 与 _____ 所形成的夹角内，临床上称 _____ 。
3. 肾的被膜由内到外依次为 _____ 、_____ 和 _____ 。
4. 在肾的冠状切面上，肾实质可分为 _____ 和 _____ 两部分。
5. 肾单位包括 _____ 和 _____ ；肾小体包括 _____ 和 _____ 。肾小管包括 _____ 、_____ 、_____ 、_____ 和 _____ 。
6. 输尿管按其行程可分为 _____ 、_____ 和 _____ 三部分。
7. 膀胱三角位于 _____ 内面，是 _____ 口与 _____ 口之间的三角形区域。
8. 由于女性尿道 _____ 、_____ 、_____ ，故易引起逆行性泌尿系统感染。

(三) 单项选择题

1. 关于肾位置的描述，错误的是 （　）
   A. 位于脊柱两旁　　　B. 右肾比左肾低　　　C. 属腹膜内位器官　　D. 右肾上方有肝
2. 不属于肾门的结构是 （　）
   A. 输尿管　　　　　　B. 肾动脉　　　　　　C. 肾盂　　　　　　　D. 肾静脉
3. 关于女性尿道的描述，错误的是 （　）
   A. 较男性尿道短、直、宽　　　　　　B. 前壁与阴道相邻
   C. 开口于阴道前庭　　　　　　　　　D. 长约 3～5cm
4. 输尿管 （　）
   A. 起自肾大盏　　　　　　　　　　　B. 分为腹段和盆段
   C. 沿腰大肌前面下行　　　　　　　　D. 长约 50cm
5. 与原尿形成有关的结构是 （　）
   A. 肾单位襻　　　B. 远曲小管　　　C. 近曲小管　　　D. 肾小体
6. 构成肾小囊内层的结构是 （　）
   A. 单层扁平上皮　　B. 单层立方上皮　　C. 变移上皮　　　D. 足细胞
7. 肾门约平 （　）
   A. 第 12 胸椎　　　B. 第 1 腰椎　　　C. 第 2 腰椎　　　D. 第 3 腰椎
8. 近端小管曲部的游离面有 （　）
   A. 纤毛　　　　　　B. 绒毛　　　　　　C. 纹状缘　　　　D. 刷状缘

9. 肾单位是由（　　）组成的

    A. 肾小体和肾小管　　　　　　　　　　B. 肾小球和肾小囊

    C. 肾小球和肾小管　　　　　　　　　　D. 肾小管和肾小囊

10. 关于膀胱三角的描述,错误的是　　　　　　　　　　　　　　　　（　　）

    A. 在膀胱底内面

    B. 膀胱充盈时黏膜皱缩,膀胱空虚时黏膜光滑

    C. 是肿瘤和结核的好发部位

    D. 缺少黏膜下层

（四）问答题

1. 泌尿系统由哪些器官组成？各有什么作用？

2. 在肾的冠状切面上可观察到哪些重要结构？

3. 简述肾的微细结构。

（余文富　徐忠勇）

第六章　生殖系统

(一) 名词解释

1. 精索:

2. 鞘膜腔:

3. 子宫峡:

4. 排卵:

5. 黄体:

6. 月经周期：

(二) 填空题

1. 生殖系统按部位可分＿＿＿＿＿和＿＿＿＿＿两部分，其中前者按功能分为＿＿＿＿＿＿＿＿＿、＿＿＿＿＿＿＿＿＿＿＿和＿＿＿＿＿＿＿＿＿＿＿＿。

2. 附睾的功能主要是＿＿＿＿＿＿＿＿＿＿，可分为＿＿＿＿＿＿、＿＿＿＿＿＿＿和＿＿＿＿＿＿三部分。

3. 输精管可分为＿＿＿＿＿＿＿＿＿、＿＿＿＿＿＿＿＿＿、＿＿＿＿＿＿＿和＿＿＿＿＿＿＿四部分。

4. 前列腺沟位于＿＿＿＿＿＿，活体可经＿＿＿＿＿＿触知此沟，前列腺可分为＿＿＿＿＿＿、＿＿＿＿＿＿、＿＿＿＿＿＿、＿＿＿＿＿＿和＿＿＿＿＿＿五叶，其中位于尿道与射精管之间的是＿＿＿＿＿＿＿＿。

5. 男性尿道具有＿＿＿＿＿＿＿＿＿＿和＿＿＿＿＿＿＿＿＿＿功能。

6. 女性内生殖器包括＿＿＿＿＿＿、＿＿＿＿＿＿、＿＿＿＿＿＿、＿＿＿＿＿＿和＿＿＿＿＿＿。外生殖器称＿＿＿＿＿＿＿＿。

7. 输卵管由外侧向内侧分为＿＿＿＿＿＿＿＿＿、＿＿＿＿＿＿＿＿＿、＿＿＿＿＿＿＿和＿＿＿＿＿＿＿＿＿四部分，其中结扎常选部位是＿＿＿＿＿＿＿＿，通常受精的部位在＿＿＿＿＿＿＿＿＿＿，识别输卵管的标志是＿＿＿＿＿＿＿＿＿。

8. 子宫腔向两侧通＿＿＿＿＿＿＿＿＿＿＿，尖通＿＿＿＿＿＿＿＿＿＿＿＿＿＿。

9. 阴道穹较深的部位是＿＿＿＿＿，与直肠子宫陷凹仅隔以＿＿＿＿和＿＿＿＿＿。

10. 急性乳腺炎患者手术时应作＿＿＿＿＿＿＿＿＿切口。

11. 卵泡的发育需经历＿＿＿＿＿＿＿＿＿、＿＿＿＿＿＿＿＿＿和＿＿＿＿＿＿三个阶段。

12. 黄体可分为＿＿＿＿＿＿＿＿＿＿＿和＿＿＿＿＿＿＿＿＿两种。

13. 子宫内膜的周期性变化分为＿＿＿＿＿＿＿＿＿、＿＿＿＿＿＿＿和＿＿＿＿＿＿＿。

(三) 单项选择题

1. 下列关于睾丸的说法，错误的是　　　　　　　　　　　　　　　　　　　　（　　）
   A. 位于阴囊内　　　　　　　　　　B. 是产生精子的器官
   C. 分泌雄激素　　　　　　　　　　D. 上端和前缘有附睾附着

2. 下列关于附睾的叙述，正确的是　　　　　　　　　　　　　　　　　　　（　　）
   A. 是男性生殖腺　　　　　　　　　B. 紧贴睾丸的上端和后缘
   C. 参与精索的组成　　　　　　　　D. 表面覆有睾丸鞘膜的壁层

3. 输精管结扎常在其何部进行　　　　　　　　　　　　　　　　　　　　　（　　）
   A. 睾丸部　　　　　B. 精索部　　　　　C. 腹股沟部　　　　　D. 盆部

4. 下列关于前列腺的叙述，正确的是　　　　　　　　　　　　　　　　　　（　　）
   A. 位于膀胱体与尿生殖膈之间　　　　B. 前列腺尖向上

    C. 内有尿道和输精管通过   D. 分泌物是精液的组成部分

5. 下列关于卵巢的叙述,错误的是 （   ）

    A. 是女性生殖腺   B. 借卵巢固有韧带连于子宫两侧

    C. 被包于子宫阔韧带后层内   D. 前缘游离

6. 下列关于子宫的说法,错误的是 （   ）

    A. 位于骨盆腔的中央   B. 可分为子宫底、子宫体和子宫颈三部分

    C. 呈前倾前屈位   D. 子宫底与子宫体相接的部分称子宫峡

7. 下列关于子宫圆韧带的叙述,正确的是 （   ）

    A. 起于子宫底两侧输卵管子宫口的上方   B. 止于腹股沟管

    C. 由平滑肌和结缔组织构成   D. 可限制子宫向两侧移动

8. 下列关于乳房的说法,错误的是 （   ）

    A. 由大量结缔组织束和乳腺构成

    B. 乳腺叶以乳头为中心呈放射状排列

    C. 每个乳腺叶都有一个输乳管

    D. 乳房悬韧带对乳腺有支持作用

9. 既不参与盆膈构成也不参与尿生殖膈构成的肌是 （   ）

    A. 肛提肌   B. 会阴浅横肌   C. 会阴深横肌   D. 尿道膜部括约肌

10. 不位于尿生殖三角的肌是 （   ）

    A. 肛提肌   B. 会阴浅横肌   C. 会阴深横肌   D. 尿道膜部括约肌

11. 睾丸中能产生雄激素的细胞是 （   ）

    A. 精原细胞   B. 支持细胞   C. 间质细胞   D. 精子细胞

12. 不再进行分裂而只有形态变化的生精细胞是 （   ）

    A. 初级精母细胞   B. 次级精母细胞   C. 精子细胞   D. 精子

13. 成熟卵泡破裂,排出的卵细胞是 （   ）

    A. 卵原细胞   B. 次级卵母细胞   C. 初级卵母细胞   D. 成熟卵细胞

14. 初级卵泡与次级卵泡的主要区别在于 （   ）

    A. 有卵泡腔   B. 有透明带与放射冠

    C. 含有次级卵母细胞   D. 含初级卵母细胞

15. 卵泡中的粒层细胞是指 （   ）

    A. 紧靠透明带的卵泡细胞   B. 位于卵母细胞周围的卵泡细胞

    C. 卵泡周围的结缔组织细胞   D. 构成卵泡壁的卵泡细胞

（四）问答题

1. 男性尿道分哪几部分?有几个狭窄和弯曲?

2. 子宫的正常位置如何？靠哪些结构固定和维持？

3. 一女性的月经周期是 28 天,8 月 3 日月经来潮,请问 8 月 14 日其卵巢及子宫内膜有哪些表现？估计排卵时间在什么时候？

（王 征 李群锋）

第七章　腹　　膜

(一) 名词解释

1. 腹膜腔：

2. 小网膜：

3. 肝十二指肠韧带：

4. 网膜孔：

5. 直肠子宫陷凹：

(二) 填空题

1. 小网膜包括_____和_____两部分,后者的两层腹膜间穿行_____、_____和_____三大结构。

2. 小网膜游离缘的后方有_____,它通_____。

3. 肝的韧带主要有_____、_____、_____和_____。

4. 平卧时,腹膜腔的最低点部位是_____,而站立或坐位时,腹膜腔的最低部位,男性为_____,女性为_____。

(三) 单项选择题

1. 下列属于腹膜间位器官的是 ( )
   A. 胰   B. 肾   C. 脾   D. 肝

2. 属于腹膜内位器官的是 ( )
   A. 十二指肠上部   B. 升结肠和降结肠   C. 肝和胆囊   D. 胰和肾

3. 下列属于腹膜外位器官的是 ( )
   A. 胃和脾   B. 十二指肠上部   C. 胰和肾   D. 肝和胆囊

(四) 问答题

腹膜形成的结构有哪些?

(李群锋 季 华)

第八章　脉管系统

（一）名词解释

1. 血液循环：

2. 动脉：

3. 心包腔：

4. 心传导系统：

5. 颈动脉窦：

6. 颈动脉小球：

7. 静脉：

8. 静脉瓣：

9. 静脉角：

10. 胸导管：

11. 脾门：

12. 单核吞噬细胞系统：

(二) 填空题

1. 心血管系统由_____和_____组成;淋巴系统由_____、_____和_____组成。

2. 心尖搏动位于左侧第_____肋间隙,左锁骨中线内侧_____cm 处。

3. 在心的外表,_____是分界心房和心室的标志。

4. 由_____、_____、_____及其左右束支等组成心传导系统。心的正常起搏点是_____,位于_____与_____交界处。

5. 心腔的壁可分为三层,由内向外依次为_____、_____和_____。心瓣膜由_____折叠而成。

6. 心位于胸腔的_____内,心的下面邻接_____。

7. 右心房上部有_____开口,下部有_____开口。右心房的出口叫_____。

8. 右心室的入口称_____,口周围有_____瓣;出口称_____,口周围有_____瓣。

9. 左心室的入口称_____,口周围有_____瓣;出口称_____,口周围有_____瓣。

10. 供应心的动脉有_____和_____,它们均起自_____。

11. 心的静脉主要经_____回流入右心房,它在右心房的开口称_____。

12. 心包腔由_____和_____围成;心包可分为_____和_____。

13. 从主动脉弓凸侧发出的分支自右向左依次为_____、_____和_____。

14. 主动脉根据行程可分为_____、_____和_____。

15. 供应甲状腺的动脉主要有_____和_____,前者起自_____动脉,后者起自_____。

16. 颈外动脉的主要分支有_____、_____、_____和_____。

17. 椎动脉起自_____动脉,脑膜中动脉起自_____动脉。

18. 肱动脉在_____的_____侧可触到搏动。

19. 常用测量脉搏的动脉是_____,其部位是在_____。

20. 掌浅弓由_____和_____吻合而成;掌深弓由_____和_____吻合而成。

21. 腹主动脉成对的脏支有_____、_____和_____。

22. 腹腔干由_____动脉发出,其主要分支有_____、_____和_____。

23. 肠系膜上动脉发出的主要分支有_____、_____、_____、_____和_____。

24. 供应横结肠的动脉是_____动脉,供应阑尾的动脉是_____动脉。

25. 肠系膜下动脉的主要分支有_____、_____和_____。

26. 胆囊动脉发自_____。

27. 子宫动脉起自_____,它在子宫颈外侧走行于输尿管的_____方。

28. 睾丸动脉起自_____动脉;卵巢动脉起自_____动脉;胃短动脉起自_____动脉。

29. 测量血压的常用动脉是＿＿＿＿＿＿＿＿＿动脉。

30. 头臂静脉由＿＿＿＿＿＿与＿＿＿＿＿汇合而成，汇合处的夹角称为＿＿＿＿＿＿。

31. 上肢浅静脉中沿上肢桡侧上行的是＿＿＿＿，沿上肢尺侧上行的是＿＿＿＿。

32. 下腔静脉由＿＿＿＿＿＿与＿＿＿＿＿＿汇合而成，注入＿＿＿＿＿。

33. 肝门静脉由＿＿＿＿＿＿＿与＿＿＿＿＿＿＿在＿＿＿＿后方合成。主要的属支有＿＿＿＿＿、＿＿＿＿＿、＿＿＿＿＿、＿＿＿＿＿、＿＿＿＿＿和＿＿＿＿＿等。

34. 大隐静脉起于＿＿＿＿＿的内侧缘，经内踝＿＿＿＿方上行，最后注入＿＿＿＿＿。

35. 小隐静脉起自＿＿＿＿＿，经外踝＿＿＿＿方上行，最后注入＿＿＿＿＿。

36. 汇入右淋巴导管的淋巴干有＿＿＿＿＿、＿＿＿＿＿和＿＿＿＿＿，最后注入＿＿＿＿＿。

37. 乳糜池由＿＿＿＿＿、＿＿＿＿＿和＿＿＿＿＿汇合而成。

38. 下颌下淋巴结位于＿＿＿＿＿，其收纳＿＿＿＿＿和＿＿＿＿的淋巴。

39. 腹股沟浅淋巴结位于＿＿＿＿＿，可分为上、下两群，其中腹股沟浅淋巴结的下群主要收集除＿＿＿＿＿和＿＿＿＿＿以外的浅淋巴。

40. 脾位于＿＿＿＿＿区，与第＿＿＿＿＿肋相对，其长轴与第＿＿＿＿＿肋一致，脾肿大时临床触诊的标志是＿＿＿＿＿＿＿＿。

41. 腹腔淋巴结位于＿＿＿＿＿周围，肠系膜上淋巴结位于＿＿＿＿＿根部周围。＿＿＿＿＿、＿＿＿＿＿和＿＿＿＿＿淋巴结的输出管组成肠干。

42. 淋巴结具有＿＿＿＿＿、＿＿＿＿＿和＿＿＿＿＿三大功能。

43. 脾的实质可以分为＿＿＿＿＿、＿＿＿＿＿和＿＿＿＿＿三部分，其主要功能是＿＿＿＿＿、＿＿＿＿＿、＿＿＿＿＿和＿＿＿＿＿。

44. 胸腺的主要功能是＿＿＿＿＿分化的场所和＿＿＿＿＿。

（三）单项选择题

1. 体循环不通过的结构是　　　　　　　　　　　　　　　　　　　　（　　）
   　A. 右心房　　　　　　B. 主动脉　　　　　C. 肺动脉　　　　　D. 左心室
2. 下列关于右心室的说法中正确的是　　　　　　　　　　　　　　　（　　）
   　A. 入口周围有二尖瓣　　　　　　　　B. 右心室壁比左心室厚
   　C. 位于右心房的左前下方　　　　　　D. 有冠状窦的开口
3. 不直接与心相通的血管是　　　　　　　　　　　　　　　　　　　（　　）
   　A. 肺静脉　　　　　　B. 肺动脉　　　　　C. 上腔静脉　　　　D. 头臂干
4. 心脏位于　　　　　　　　　　　　　　　　　　　　　　　　　　（　　）
   　A. 胸腔前纵隔内　　　　　　　　　　B. 胸腔上纵隔内
   　C. 胸腔后纵隔内　　　　　　　　　　D. 胸腔中纵隔内
5. 右心房有　　　　　　　　　　　　　　　　　　　　　　　　　　（　　）
   　A. 4 个肺静脉入口　　　　　　　　　B. 心大静脉入口
   　C. 肺动脉入口　　　　　　　　　　　D. 上、下腔静脉入口

6. 右心室有　　　　　　　　　　　　　　　　　　　　　　　　　　（　　）
　　A. 主动脉窦　　　　B. 乳头肌　　　　　C. 梳状肌　　　　　D. 二尖瓣

7. 左心室　　　　　　　　　　　　　　　　　　　　　　　　　　　（　　）
　　A. 入口周缘有三尖瓣　　　　　　　　　B. 出口为肺动脉口
　　C. 有动脉圆锥　　　　　　　　　　　　D. 入口周缘有左房室瓣

8. 血液进入左心室的入口是　　　　　　　　　　　　　　　　　　（　　）
　　A. 下腔静脉口　　　B. 上腔静脉口　　　C. 冠状窦口　　　　D. 左房室口

9. 冠状窦注入　　　　　　　　　　　　　　　　　　　　　　　　　（　　）
　　A. 左心房　　　　　B. 右心房　　　　　C. 右心室　　　　　D. 上腔静脉

10. 冠状动脉起自　　　　　　　　　　　　　　　　　　　　　　　（　　）
　　A. 主动脉弓　　　　B. 升主动脉　　　　C. 冠状窦　　　　　D. 胸主动脉

11. 心的静脉　　　　　　　　　　　　　　　　　　　　　　　　　（　　）
　　A. 全部注入右心房　　　　　　　　　　B. 注入冠状窦和上腔静脉
　　C. 全部注入冠状窦　　　　　　　　　　D. 注入冠状窦和各心腔

12. 心脏正常收缩的起搏点在　　　　　　　　　　　　　　　　　　（　　）
　　A. 窦房结　　　　　B. 房室交点　　　　C. 房室束　　　　　D. 房室结

13. 窦房结位于　　　　　　　　　　　　　　　　　　　　　　　　（　　）
　　A. 右肺静脉入口处
　　B. 上腔静脉口前方的心内膜深面
　　C. 上腔静脉与右心耳交界处的心外膜深面
　　D. 房间隔下部的心内膜深方

14. 卵圆窝位置在　　　　　　　　　　　　　　　　　　　　　　　（　　）
　　A. 右心室的室间隔上部　　　　　　　　B. 房间隔左心房侧下部
　　C. 左心室的室间隔上部　　　　　　　　D. 房间隔右心房侧下部

15. 下列关于冠状动脉的说法,正确的是　　　　　　　　　　　　　（　　）
　　A. 是只营养心室壁的血管　　　　　　　B. 属于小循环动脉
　　C. 前室间支来自右冠状动脉　　　　　　D. 后室间支来自右冠状动脉

16. 纤维性心包　　　　　　　　　　　　　　　　　　　　　　　　（　　）
　　A. 在大血管根部移行为心外　　　　　　B. 下方与膈胸膜相贴
　　C. 向上与大血管外膜相延续　　　　　　D. 分为脏层和壁层膜

17. 翼点骨折易损伤　　　　　　　　　　　　　　　　　　　　　　（　　）
　　A. 颞浅动脉　　　　B. 面动脉　　　　　C. 脑膜中动脉　　　D. 上颌动脉

18. 肺动脉干起自　　　　　　　　　　　　　　　　　　　　　　　（　　）
　　A. 右心房　　　　　B. 左心室　　　　　C. 左心房　　　　　D. 右心室

19. 下列关于肺循环的说法,错误的是　　　　　　　　　　　　　　（　　）
　　A. 起自右心室　　　　　　　　　　　　B. 只有一条肺动脉干
　　C. 肺静脉内流动的是静脉血　　　　　　D. 肺静脉开口于左心房

20. 主动脉弓右侧上方发出的第一条分支是　　　　　　　　　　　（　　）
　　A. 右颈总动脉　　　B. 左锁骨下动脉　　C. 头臂干　　　　　D. 左颈总动脉

21. 下列关于颈内动脉的描述,正确的是　　　　　　　　　　　　　　　　　（　　）
　　A. 左侧起自头臂干　　　　　　　　　　B. 营养脑和视器
　　C. 经枕骨大孔入颅腔　　　　　　　　　D. 颅外分支营养甲状腺

22. 脑膜中动脉发自　　　　　　　　　　　　　　　　　　　　　　　　　　（　　）
　　A. 颈外动脉　　　　B. 颈内动脉　　　　C. 上颌动脉　　　　D. 下颌动脉

23. 下列哪一条动脉不是颈外动脉的分支　　　　　　　　　　　　　　　　　（　　）
　　A. 面动脉　　　　　B. 甲状腺上动脉　　C. 甲状腺下动脉　　D. 上颌动脉

24. 睾丸动脉起自　　　　　　　　　　　　　　　　　　　　　　　　　　　（　　）
　　A. 髂内动脉　　　　B. 髂外动脉　　　　C. 髂总动脉　　　　D. 腹主动脉

25. 子宫动脉起自　　　　　　　　　　　　　　　　　　　　　　　　　　　（　　）
　　A. 髂内动脉　　　　B. 髂外动脉　　　　C. 闭孔动脉　　　　D. 阴部内动脉

26. 椎动脉　　　　　　　　　　　　　　　　　　　　　　　　　　　　　　（　　）
　　A. 起自颈总动脉　　　　　　　　　　　B. 穿第 7～1 颈椎横突孔上行
　　C. 经枕骨大孔入颅　　　　　　　　　　D. 两侧椎动脉汇合成大脑后动脉

27. 属腹主动脉发出的成对脏支是　　　　　　　　　　　　　　　　　　　　（　　）
　　A. 卵巢动脉　　　　B. 子宫动脉　　　　C. 直肠上动脉　　　D. 膀胱上动脉

28. 伴行于桡神经走行的动脉是　　　　　　　　　　　　　　　　　　　　　（　　）
　　A. 桡动脉　　　　　B. 肱动脉　　　　　C. 旋肱后动脉　　　D. 肱深动脉

29. 营养胃底的动脉是　　　　　　　　　　　　　　　　　　　　　　　　　（　　）
　　A. 胃左动脉　　　　B. 胃短动脉　　　　C. 脾动脉　　　　　D. 胃右动脉

30. 不属肠系膜上动脉分支的是　　　　　　　　　　　　　　　　　　　　　（　　）
　　A. 空肠动脉　　　　B. 右结肠动脉　　　C. 回肠动脉　　　　D. 左结肠动脉

31. 营养肝的主要血管是　　　　　　　　　　　　　　　　　　　　　　　　（　　）
　　A. 肝门静脉　　　　B. 肝固有动脉　　　C. 肝总动脉　　　　D. 肝静脉

32. 阑尾动脉发自　　　　　　　　　　　　　　　　　　　　　　　　　　　（　　）
　　A. 回结肠动脉　　　B. 右结肠动脉　　　C. 左结肠动脉　　　D. 中结肠动脉

33. 全部由肠系膜下动脉供应的器官是　　　　　　　　　　　　　　　　　　（　　）
　　A. 空肠和回肠　　　　　　　　　　　　B. 升结肠和横结肠
　　C. 降结肠和乙状结肠　　　　　　　　　D. 直肠和肛管

34. 有静脉瓣的是　　　　　　　　　　　　　　　　　　　　　　　　　　　（　　）
　　A. 面静脉　　　　　B. 头静脉　　　　　C. 上腔静脉　　　　D. 肝门静脉

35. 合成上腔静脉的是　　　　　　　　　　　　　　　　　　　　　　　　　（　　）
　　A. 左、右锁骨下静脉　　　　　　　　　B. 左、右头臂静脉
　　C. 左、右颈外静脉　　　　　　　　　　D. 左、右颈内静脉

36. 不直接注入下腔静脉的是　　　　　　　　　　　　　　　　　　　　　　（　　）
　　A. 肝门静脉　　　　B. 肾静脉　　　　　C. 肝静脉　　　　　D. 右睾丸静脉

37. 下列器官的静脉血不汇入肝门静脉的是　　　　　　　　　　　　　　　　（　　）
　　A. 肝　　　　　　　B. 脾　　　　　　　C. 小肠　　　　　　D. 胰

38. 肝静脉 （　　）
    A. 在第一肝门出肝　　　　　　　　B. 在第一肝门入肝
    C. 在腔静脉沟处出肝　　　　　　　D. 在腔静脉沟处入肝

39. 头静脉 （　　）
    A. 起自手背静脉网桡侧　　　　　　B. 起自手掌静脉网桡侧
    C. 沿前臂和臂内侧上行　　　　　　D. 注入肱静脉

40. 肾静脉 （　　）
    A. 走行在肾动脉后方　　　　　　　B. 左肾静脉较右肾静脉长
    C. 右肾静脉较左肾静脉长　　　　　D. 右肾静脉跨越腹主动脉前方

41. 静脉角位于 （　　）
    A. 髂内静脉、髂外静脉　　　　　　B. 左、右头臂静脉汇合处
    C. 锁骨下静脉与颈内静脉汇合处　　D. 颈内、外静脉汇合处

42. 肝门静脉 （　　）
    A. 收集全部腹腔脏器的静脉血　　　B. 注入肝静脉
    C. 注入下腔静脉　　　　　　　　　D. 无静脉瓣

43. 下列哪一支属于肝门静脉系 （　　）
    A. 肾静脉　　　　　　　　　　　　B. 肝静脉
    C. 肠系膜下静脉　　　　　　　　　D. 卵巢静脉

44. 有孔毛细血管主要分布于 （　　）
    A. 结缔组织　　　B. 胃肠黏膜　　　C. 肝、脾　　　D. 肌组织

45. 下列关于血窦的描述正确的是 （　　）
    A. 有完整的内皮和基膜
    B. 内皮细胞中吞饮小泡很少，基底面有连续的基膜
    C. 血窦又称为不连续毛细血管，主要分布于大分子物质代谢旺盛的器官
    D. 相邻内皮细胞之间有紧密连接、缝隙连接或桥粒

46. 内、外弹性膜均较明显的血管是 （　　）
    A. 中静脉　　　　B. 中动脉　　　　C. 小动脉　　　　D. 大动脉

47. 静脉与动脉相比，静脉具有 （　　）
    A. 其名称均与伴行动脉相对应
    B. 起始于毛细血管，不断接受属支
    C. 静脉都有向心开放的静脉瓣
    D. 管壁厚，收缩力强

48. 淋巴管道的行程中要经过淋巴结的是 （　　）
    A. 淋巴导管　　　B. 淋巴管　　　C. 淋巴干　　　D. 毛细淋巴管

49. 胸导管收集淋巴的范围不包括 （　　）
    A. 右上半身　　　B. 左下半身　　　C. 左上半身　　　D. 右下半身

50. 下列关于脾的说法哪项是正确的 （　　）
    A. 下缘有2~3个切迹　　　　　　　B. 与第9~11肋相对
    C. 长轴与肋弓一致　　　　　　　　D. 位于右季肋区

51. 腋外侧淋巴结位于　　　　　　　　　　　　　　　　　　　　　　（　　）
　　A. 腋窝后壁　　　　　　　　　　　B. 腋血管远侧周围
　　C. 前锯肌表面　　　　　　　　　　D. 腋窝中央脂肪组织内

52. 乳糜池位于　　　　　　　　　　　　　　　　　　　　　　　　　　（　　）
　　A. 第 1 腰椎体前面　　　　　　　　B. 第 2 腰椎体前面
　　C. 第 3 腰椎体前面　　　　　　　　D. 第 12 胸椎前面

53. 腹前壁脐平面以下的皮肤和外阴部的淋巴流至　　　　　　　　　　（　　）
　　A. 髂外淋巴结　　　　　　　　　　B. 髂总淋巴结
　　C. 腹股沟浅淋巴结　　　　　　　　D. 腹股沟深淋巴结

54. 以下关于右淋巴导管的说法哪一项是正确的　　　　　　　　　　　（　　）
　　A. 由右腰干和右肠干合成
　　B. 穿主动脉裂孔入胸腔,行于胸主动脉右侧
　　C. 收纳右半身的淋巴
　　D. 注入右静脉角

55. 以下关于胸导管的说法哪一项是正确的　　　　　　　　　　　　　（　　）
　　A. 由左、右腰干和左、右肠干合成　　B. 起始部位于腹主动脉前方
　　C. 经主动脉裂孔入胸腔　　　　　　D. 沿食管前方上行

56. 肠系膜下淋巴结　　　　　　　　　　　　　　　　　　　　　　　（　　）
　　A. 沿肠系膜下动脉的分支排列　　　B. 收纳横结肠的淋巴
　　C. 收纳降结肠至直肠上段的淋巴　　D. 其输出管即肠干

(四) 问答题

1. 试述体循环和肺循环的具体途径以及两个循环的主要功能。

2. 直接分布于胃的动脉有哪些,分别发自什么动脉?

3. 有一胆囊炎患者,经手背静脉网的桡侧滴注抗生素,请问抗生素经过哪些途径才能到达
　　胆囊起消炎作用(可用"→"表示)?

4. 试述门静脉高压患者肝门静脉与上下腔静脉的主要交通。

5. 常用于静脉穿刺的浅静脉有哪些？它们分别注入何处？

（余文富　季　华）

第九章 感觉器官

(一) 名词解释

1. 巩膜静脉窦：

2. 视神经盘：

3. 黄斑、中央凹：

4. 螺旋器：

(二) 填空题

1. 眼球壁由外向内分为_____、_____和_____三层。

2. 调节瞳孔大小的平滑肌有_____和_____。调节晶状体曲度的平滑肌为_____。

3. 虹膜中央有一圆孔，称为_____，在强光刺激下，_____肌收缩，瞳孔_____；在弱光环境中，_____肌收缩，瞳孔_____。

4. 检查成人鼓膜时,需将耳郭拉向＿＿＿＿＿方,使＿＿＿＿＿变直,以便观察到鼓膜。

5. 鼓膜位于＿＿＿＿＿与＿＿＿＿＿之间,其中心向内凹陷称＿＿＿＿＿。

6. 皮肤由＿＿＿＿＿和＿＿＿＿＿构成,借皮下组织与深部组织相连。

7. 汗腺由＿＿＿＿＿和＿＿＿＿＿组成。

8. 毛球的底面凹陷,结缔组织突入其内,形成＿＿＿＿＿。

(三) 单项选择题

1. 组成视器的结构是　　　　　　　　　　　　　　　　　　　　　　　　　　(　　)
   A. 眼球及内容物　　　　　　　　　　B. 眼球壁及眼副器
   C. 眼球壁及内容物　　　　　　　　　D. 眼球及眼副器

2. 眼球纤维膜　　　　　　　　　　　　　　　　　　　　　　　　　　　　　(　　)
   A. 是眼球壁的最内层　　　　　　　　B. 含有丰富的血管
   C. 前 1/6 为角膜,后 5/6 为巩膜　　　D. 呈无色透明状

3. 晶状体位于　　　　　　　　　　　　　　　　　　　　　　　　　　　　　(　　)
   A. 虹膜的后方　　　B. 睫状体的前方　　　C. 角膜与虹膜之间　　D. 虹膜的前方

4. 眼球前房和眼球后房借何结构相通　　　　　　　　　　　　　　　　　　　(　　)
   A. 虹膜角膜角　　　B. 巩膜静脉窦　　　　C. 瞳孔　　　　　　　D. 泪点

5. 属于眼球血管膜的结构是　　　　　　　　　　　　　　　　　　　　　　　(　　)
   A. 角膜　　　　　　B. 睫状体　　　　　　C. 巩膜　　　　　　　D. 视网膜

6. 视网膜感光和辨色最敏锐的部位是　　　　　　　　　　　　　　　　　　　(　　)
   A. 视神经盘　　　　B. 黄斑　　　　　　　C. 中央凹　　　　　　D. 视神经盘的中央部

7. 位于晶状体和视网膜之间的结构是　　　　　　　　　　　　　　　　　　　(　　)
   A. 玻璃体　　　　　B. 睫状体　　　　　　C. 房水　　　　　　　D. 泪囊

8. 视网膜剥离症是指哪两层分离　　　　　　　　　　　　　　　　　　　　　(　　)
   A. 视细胞和双极细胞层　　　　　　　B. 视网膜与眼球血管膜
   C. 神经部与色素上皮层　　　　　　　D. 视神经盘与视网膜

9. 能调节晶状体曲度的肌是　　　　　　　　　　　　　　　　　　　　　　　(　　)
   A. 眼轮匝肌　　　　B. 上睑提肌　　　　　C. 瞳孔开大肌　　　　D. 睫状肌

10. 能使眼球转向内上的肌是　　　　　　　　　　　　　　　　　　　　　　(　　)
    A. 内直肌　　　　　B. 上直肌　　　　　　C. 上斜肌　　　　　　D. 下斜肌

11. 外耳包括三部分,即　　　　　　　　　　　　　　　　　　　　　　　　　(　　)
    A. 外耳道、鼓膜及咽鼓管　　　　　　B. 耳屏、耳郭及外耳道
    C. 外耳门、耳郭及外耳道　　　　　　D. 外耳道、耳郭及鼓膜

12. 外耳道的外侧 1/3 部分为　　　　　　　　　　　　　　　　　　　　　　(　　)
    A. 膜部　　　　　　B. 骨部　　　　　　　C. 软骨部　　　　　　D. 肌部

13. 咽鼓管开口于鼓室的　　　　　　　　　　　　　　　　　　　　　　　　(　　)
    A. 前壁　　　　　　B. 后壁　　　　　　　C. 内侧壁　　　　　　D. 外侧壁

14. 蜗管位于何结构之内　　　　　　　　　　　　　　　　　　　　　　　　(　　)
    A. 螺旋器　　　　　B. 蜗螺旋管　　　　　C. 前庭阶　　　　　　D. 鼓阶

15. 内耳的听觉感受器是　　　　　　　　　　　　　　　　　　　　（　　）
　　A. 壶腹嵴　　　　　　B. 球囊斑　　　　　　C. 螺旋器　　　　　　D. 椭圆囊斑
16. 鼓室是下列哪块骨内的小腔　　　　　　　　　　　　　　　　　　（　　）
　　A. 上颌骨　　　　　　B. 蝶骨　　　　　　　C. 颧骨　　　　　　　D. 颞骨
17. 构成皮肤的结构是　　　　　　　　　　　　　　　　　　　　　　（　　）
　　A. 表皮及皮下组织　　　　　　　　　　B. 真皮及基底层
　　C. 表皮及真皮　　　　　　　　　　　　D. 基底层及乳头层
18. 皮肤表皮中,哪一层细胞的细胞质含有黑色素　　　　　　　　　　（　　）
　　A. 基底层　　　　　　B. 棘层　　　　　　　C. 颗粒层　　　　　　D. 透明层
19. 毛发可分为　　　　　　　　　　　　　　　　　　　　　　　　　（　　）
　　A. 毛干和毛囊　　　　B. 毛干和毛根　　　　C. 毛囊和毛根　　　　D. 毛干和毛乳头
20. 属于皮肤附属器的是　　　　　　　　　　　　　　　　　　　　　（　　）
　　A. 皮下组织　　　　　B. 皮下静脉　　　　　C. 皮脂腺　　　　　　D. 游离神经末梢

(四) 问答题

1. 写出房水的产生及循环途径。

2. 写出光线从外界投射到视网膜的路径。

3. 说明鼓室的六个壁及毗邻、临床意义。

（丁明星　李群锋）

第十章　神经系统

(一) 名词解释

1. 灰质与白质：

2. 神经核与纤维束：

3. 神经节与神经：

4. 网状结构：

5. 纹状体：

6. 内囊：

7. 硬膜外隙：

8. 蛛网膜下隙：

9. 大脑动脉环：

10. 上运动神经元与下运动神经元：

(二) 填空题

1. 中枢神经系统包括_____和_____。
2. 成人脊髓下端平第_____腰椎下缘。脊髓前角内含有_____神经元，后角内含有_____神经元，侧角是_____神经的低级中枢。
3. 脑干自上而下分为_____、_____和_____三部分。
4. 大脑皮质躯体感觉区位于_____和_____。大脑皮质躯体运动区位于_____和_____。视觉区位于_____的大脑皮质。
5. 脑和脊髓的被膜由外向内依次为_____、_____和_____。

6. 脑的动脉来源于＿＿＿＿＿＿＿和＿＿＿＿＿＿。

7. 躯干及四肢浅感觉传导路的第一级神经元位于＿＿＿＿＿内,第二级神经元即＿＿＿＿＿,第三级神经元是＿＿＿＿＿。

8. 瞳孔对光反射的传入神经是＿＿＿＿＿＿＿,传出神经是＿＿＿＿＿＿。

9. 皮质脊髓束下行经内囊＿＿＿＿＿＿＿＿,皮质核束下行经内囊＿＿＿＿＿＿＿＿。

10. 临床上所见的"爪形手"是＿＿＿＿＿神经损伤引起的。"猿手"是＿＿＿＿＿神经损伤引起的。"垂腕"是＿＿＿＿＿神经损伤引起的。"方肩"是＿＿＿＿＿神经损伤引起的。

11. 坐骨神经在腘窝上方分为＿＿＿＿＿和＿＿＿＿＿。临床上所见的"仰趾足"是＿＿＿＿＿神经损伤引起的,"马蹄内翻足"是＿＿＿＿＿神经损伤引起的。

12. 小腿后群肌由＿＿＿＿＿神经支配,小腿前群肌由＿＿＿＿＿神经支配,小腿外侧群肌由＿＿＿＿＿神经支配。

13. 混合性脑神经有＿＿＿＿＿、＿＿＿＿＿、＿＿＿＿＿和＿＿＿＿＿对脑神经。

14. 上斜肌由＿＿＿＿＿＿神经支配,外直肌由＿＿＿＿＿＿神经支配,其余眼球外肌由＿＿＿＿＿神经支配。

15. 自三叉神经节发出三大分支,即＿＿＿＿＿＿、＿＿＿＿＿和＿＿＿＿＿。其中＿＿＿＿＿为混合性神经。

16. 动眼神经的节后纤维支配＿＿＿＿＿＿＿和＿＿＿＿＿。

17. 右喉返神经绕＿＿＿＿＿＿＿,左喉返神经绕＿＿＿＿＿＿＿。

18. 腮腺的分泌受＿＿＿＿＿＿支配,泪腺的分泌受＿＿＿＿＿＿支配,下颌下腺和舌下腺的分泌受＿＿＿＿＿＿支配。

19. 交感神经的低级中枢在＿＿＿＿＿,副交感神经的低级中枢位于＿＿＿＿＿和＿＿＿＿＿。

20. 视觉传导通路的第三级神经胞体位于＿＿＿＿＿＿＿。

(三) 单项选择题

1. 下列有关脊髓的描述,正确的是 （　　）
   A. 全长呈圆柱形,粗细均匀　　　　　　B. 脊髓与椎管等长
   C. 背侧有一条较深的后正中裂　　　　　D. 脊髓末端向下延伸出一条终丝

2. 脊髓前角的神经元是 （　　）
   A. 感觉神经　　　B. 交感神经元　　　C. 联络神经元　　　D. 运动神经元

3. 锥体交叉位于 （　　）
   A. 脊髓　　　B. 中脑　　　C. 小脑　　　D. 延髓

4. 与脑干背面相连的脑神经是 （　　）
   A. 动眼神经　　　B. 滑车神经　　　C. 舌下神经　　　D. 副神经

5. 小脑扁桃体前方的结构是 （　　）
   A. 脊髓　　　B. 中脑　　　C. 间脑　　　D. 延髓

6. 不属于间脑的结构是 （　　）
   A. 外侧膝状体　　　B. 上丘　　　C. 背侧丘脑　　　D. 视交叉

7. 颞横回是 （　　）
   A. 听觉性语言中枢 　　　　　　　　B. 躯体感觉区
   C. 视区 　　　　　　　　　　　　　D. 听区

8. 惯用右手的人的运动语言中枢在 （　　）
   A. 左侧大脑半球额中回后部 　　　　B. 左侧大脑半球额下回后部
   C. 右侧大脑半球额中回后部 　　　　D. 右侧大脑半球额下回后部

9. 右侧大脑半球中央前回下部有病变时可发生 （　　）
   A. 左侧面部瘫痪 　　　　　　　　　B. 右侧面部感觉障碍
   C. 右下肢运动障碍 　　　　　　　　D. 左上肢运动障碍

10. 脊神经前、后根的合成部位是 （　　）
    A. 椎管 　　　　B. 椎孔 　　　　C. 椎间孔 　　　　D. 横突孔

11. 脊神经中不含运动纤维的是 （　　）
    A. 前支 　　　　B. 后支 　　　　C. 前根 　　　　D. 后根

12. 颈丛的主要分支是 （　　）
    A. 膈神经 　　　B. 枕小神经 　　C. 耳大神经 　　D. 锁骨上神经

13. 剑突平面由哪一对胸神经的前支分布 （　　）
    A. 第 4 对 　　　B. 第 6 对 　　　C. 第 8 对 　　　D. 第 10 对

14. 受肌皮神经支配的肌是 （　　）
    A. 三角肌 　　　B. 肱二头肌 　　C. 肱三头肌 　　D. 肱桡肌

15. 下列关于股神经的叙述,正确的是 （　　）
    A. 发自骶丛 　　　　　　　　　　　B. 经腹股沟管至大腿部
    C. 在股三角处位于股动脉外侧 　　　D. 支配膝关节屈肌

16. 支配小腿三头肌的神经是 （　　）
    A. 胫神经 　　　B. 腓总神经 　　C. 腓浅神经 　　D. 腓深神经

17. 上睑下垂、瞳孔斜向外下方可能损伤了 （　　）
    A. 眼神经 　　　B. 面神经 　　　C. 滑车神经 　　D. 动眼神经

18. 右侧舌下神经损伤可导致 （　　）
    A. 右侧半舌黏膜感觉丧失 　　　　　B. 右侧半舌味觉障碍
    C. 左侧半舌肌萎缩 　　　　　　　　D. 伸舌时舌尖偏向右侧

19. 分布于颈动脉窦的神经是 （　　）
    A. 三叉神经 　　　B. 面神经 　　　C. 舌咽神经 　　　D. 迷走神经

20. 甲状腺切除术后患者声音嘶哑,可能损伤了 （　　）
    A. 舌咽神经 　　　　　　　　　　　B. 舌下神经
    C. 喉上神经 　　　　　　　　　　　D. 喉返神经

21. 下颌神经中的运动纤维支配 （　　）
    A. 枕额肌 　　　B. 眼轮匝肌 　　C. 颈阔肌 　　　D. 咀嚼肌

22. 下列关于内脏运动神经的叙述,错误的是 （　　）
    A. 不直接受意识控制 　　　　　　　B. 支配心肌、平滑肌和腺体
    C. 包括交感神经和副交感神经 　　　D. 从中枢发出后直达所支配的器官

23. 迷走神经副交感纤维不支配　　　　　　　　　　　　　　　　（　　）
　　A. 肺　　　　　　　B. 胃　　　　　　　C. 脾　　　　　　　D. 子宫
24. 支配瞳孔开大肌的神经来自　　　　　　　　　　　　　　　　（　　）
　　A. 动眼神经　　　　B. 交感神经　　　　C. 视神经　　　　　D. 眼神经
25. 瞳孔对光反射中枢在　　　　　　　　　　　　　　　　　　　（　　）
　　A. 延髓　　　　　　B. 脑桥　　　　　　C. 大脑　　　　　　D. 中脑
26. 下列纤维束经过内囊的是　　　　　　　　　　　　　　　　　（　　）
　　A. 皮质脊髓束　　　B. 内侧丘系　　　　C. 薄束　　　　　　D. 脊髓丘脑束
27. 与视觉传导无关的结构是　　　　　　　　　　　　　　　　　（　　）
　　A. 视辐射　　　　　B. 视交叉　　　　　C. 内侧膝状体　　　D. 视束
28. 只接受对侧皮质核束管理的脑神经核是　　　　　　　　　　　（　　）
　　A. 动眼神经核　　　B. 滑车神经核　　　C. 展神经核　　　　D. 舌下神经核
29. 左侧视束损伤,可导致　　　　　　　　　　　　　　　　　　（　　）
　　A. 两眼颞侧半偏盲　　　　　　　　　　　B. 两眼鼻侧半偏盲
　　C. 左眼颞侧半和右眼鼻侧半偏盲　　　　　D. 左眼鼻侧半和右眼颞侧半偏盲
30. 第三脑室与侧脑室间借哪个孔相通　　　　　　　　　　　　　（　　）
　　A. 室间孔　　　　　B. 正中孔　　　　　C. 外侧孔　　　　　D. 中脑水管
31. 供应纹状体的动脉来源于哪支动脉的中央支　　　　　　　　　（　　）
　　A. 大脑前动脉　　　B. 大脑中动脉　　　C. 椎动脉　　　　　D. 基底动脉
32. 脑脊液渗入血液经过的途径是　　　　　　　　　　　　　　　（　　）
　　A. 蛛网膜下隙　　　B. 上矢状窦　　　　C. 正中孔　　　　　D. 蛛网膜粒

(四) 问答题

1. 临床上进行腰椎穿刺的穿刺点在何处?为什么在此穿刺?穿刺经过的结构有哪些?

2. 脑皮质的运动、感觉、视觉和听觉中枢各位于何处?运动性、听觉性和视觉性语言中枢及书写中枢各位于何处?

3. 试述脑脊液的产生部位及循环途径。

4. 肱骨外科颈、肱骨干、肱骨内上髁骨折时易损伤什么神经,会导致何种异常表现或手形?

5. 试述面神经的纤维成分、分布及损伤后的表现。

6. 舌的神经支配有哪些?

7. 内囊的血液由什么动脉供应? 一侧内囊损伤可出现哪些临床表现? 为什么?

（丁明星　徐忠勇）

第十一章　内分泌系统

（一）名词解释

1. 内分泌腺：

2. 靶器官：

3. 赫令氏体：

（二）填空题

1. 位于颅内的内分泌腺有_____、_____。
2. 垂体位于_____内,连于_____,可分为_____和_____两部分。
3. 滤泡旁细胞分泌_____素,能增强_____细胞活性,使_____沉积,_____降低。
4. 根据腺细胞的形态和排列特征,可将肾上腺皮质分为_____、_____和_____三个带。
5. 肾上腺皮质球状带细胞分泌_____,主要是_____;束状带细胞能分泌_____;网状带细胞主要分泌_____和少量_____。
6. 肾上腺髓质的细胞主要为_____细胞,其可分为_____细胞和_____细胞。

（三）单项选择题

1. 甲状腺峡部位于　　　　　　　　　　　　　　　　　　　　　（　　）
   A. 第 4～6 颈椎前方　　　　　　　　B. 环状软骨环的前方
   C. 第 2～4 气管软骨环的前方　　　　D. 甲状软骨的前方

2. 腺垂体分为　　　　　　　　　　　　　　　　　　　　　　　（　　）
   A. 远侧部、结节部、漏斗部　　　　　B. 前叶、中间部、后叶
   C. 前叶和后叶　　　　　　　　　　　D. 远侧部、结节部、中间部

3. 影响神经系统发育的激素是　　　　　　　　　　　　　　　　（　　）
   A. 生长激素　　　　B. 甲状腺激素　　　　C. 糖皮质激素　　　　D. 肾上腺素

4. 幼年时促生长素分泌不足可致　　　　　　　　　　　　　　　（　　）
   A. 巨人症　　　　　B. 侏儒症　　　　　　C. 肢端肥大症　　　　D. 呆小症

5. 下列哪项不是肾上腺皮质分泌的激素　　　　　　　　　　　　（　　）
   A. 盐皮质激素　　　B. 糖皮质激素　　　　C. 肾上腺素　　　　　D. 雄激素

6. 下列有关甲状腺的叙述，错误的是　　　　　　　　　　　　　（　　）
   A. 呈"H"形，分为左叶、右叶和甲状腺峡　　B. 位于喉和气管的两侧
   C. 泡旁细胞只见于滤泡之间　　　　　　　　D. 滤泡上皮细胞分泌促甲状腺激素

7. 肾上腺皮质束状带分泌　　　　　　　　　　　　　　　　　　（　　）
   A. 糖皮质激素　　　　　　　　　　　B. 雄激素和少量雌激素
   C. 肾上腺素　　　　　　　　　　　　D. 盐皮质激素

8. 由垂体嗜酸性细胞分泌的激素是　　　　　　　　　　　　　　（　　）
   A. 生长激素　　　　　　　　　　　　B. 促性腺激素
   C. 促肾上腺皮质激素　　　　　　　　D. 促甲状腺激素

（四）问答题

1. 试述甲状腺的位置、形态和主要功能。

2. 说明肾上腺皮质的结构及产生激素名称。

（丁明星　徐忠勇）

第十二章　人体胚胎学概论

(一) 名词解释

1. 胚盘：

2. 胎盘屏障：

3. 植入：

4. 受精：

5. 精子获能：

（二）填空题

1. 在受精第_____周末,胚胎器官的_____已基本形成,并初具_____。
2. 受精卵早期的细胞分裂称_____,其形成的细胞称_____。
3. 根据蜕膜与胚泡的位置关系,可将蜕膜分为_____、_____和_____。胚胎到第三个月后蜕膜的_____与_____融合,子宫腔消失。
4. 胎膜包括_____、_____、_____、_____和_____。
5. 胎盘由胎儿的_____和母体的_____共同组成。绒毛干浸泡于_____的母血中。
6. 绒毛膜由_____和_____发育而成。
7. 中胚层可分为_____、_____和_____。
8. 胎儿出生后,动脉导管闭锁形成_____,卵圆孔闭锁形成_____,脐静脉演变成_____,脐动脉演变成_____。

（三）单项选择题

1. 受精一般发生于排卵后　　　　　　　　　　　　　　　　　　　　（　　）
   A. 12 小时内　　　　　B. 36 小时　　　　　C. 24 小时　　　　　D. 12 小时后
2. 形成桑椹胚需要　　　　　　　　　　　　　　　　　　　　　　　（　　）
   A. 48 小时　　　　　　B. 36 小时　　　　　C. 24 小时　　　　　D. 72 小时
3. 蜕膜是指子宫的　　　　　　　　　　　　　　　　　　　　　　　（　　）
   A. 内膜功能层　　　　B. 肌层　　　　　　C. 内膜基底层　　　　D. 外膜层
4. 胚外中胚层的细胞来自　　　　　　　　　　　　　　　　　　　　（　　）
   A. 细胞滋养层　　　　B. 外胚层　　　　　C. 内胚层　　　　　　D. 合体滋养层
5. 胚泡　　　　　　　　　　　　　　　　　　　　　　　　　　　　（　　）
   A. 由近 20 个卵裂球构成　　　　　　　　B. 始终被透明带包绕
   C. 由滋养层、内细胞群和胚泡腔构成　　　D. 位于输卵管中
6. 人胚的脊索最终演变为　　　　　　　　　　　　　　　　　　　　（　　）
   A. 脊柱　　　　　　　B. 神经管　　　　　C. 髓核　　　　　　　D. 椎间盘
7. 胎儿出生时,剪断脐带后从切口流出的血液是　　　　　　　　　　（　　）
   A. 胎儿的动、静脉血　　　　　　　　　　B. 胎儿的动脉血和母体的静脉血
   C. 母体的动脉血和胎儿的静脉血　　　　　D. 胎儿和母体的动、静脉血
8. 中胚层的细胞来自　　　　　　　　　　　　　　　　　　　　　　（　　）
   A. 外胚层　　　　　　B. 内细胞群　　　　C. 胚外中胚层　　　　D. 内胚层
9. 临床上做早期妊娠诊断时,通常是测孕妇尿中的　　　　　　　　　（　　）
   A. 人绒毛膜促乳腺生长激素　　　　　　　B. 孕激素
   C. 人绒毛膜促性腺激素　　　　　　　　　D. 雌激素

（李群锋　陈浩浩）

第三篇　参考答案

绪　　论

(一) 名词解释

解剖学姿势：身体直立，面向前，两眼平视前方，两足并拢，足尖向前，上肢下垂于躯干的两侧，掌心向前。

(二) 填空题

1. 上皮组织　结缔组织　肌组织　神经组织
2. 头　颈　躯干　四肢
3. 肉眼　正常人体形态结构
4. 显微镜　组织细胞微细
5. 母体内的受精卵发育成胎儿的过程

(三) 单项选择题

1. B　2. A

第一章　基本组织

第一节　上皮组织

(一) 名词解释

1. 间皮：分布在胸膜、腹膜、心包膜内表面的单层扁平上皮。
2. 腺上皮：由腺细胞构成的上皮，构成腺的主要成分。

(二) 填空题

1. 体表　管腔与囊
2. 紧密连接　中间连接　桥粒　缝隙连接
3. 游离面　基底面
4. 假复层纤毛柱状　变移
5. 体液

(三) 单项选择题

1. B　2. B　3. A　4. D

第二节　结缔组织

(一) 名词解释

1. 血清：血液中除血细胞和纤维蛋白原以外的液体，即血液凝固后所析出的淡黄色清液。

2. 血浆：血液除血细胞外，其余流动的液体为血浆，约占血液体积的 55％，其中约 90％ 是水，其余为血浆蛋白及其他可溶性物质。

(二) 填空题

1. 所含纤维成分　透明软骨　弹性软骨　纤维软骨

2. 胶原纤维　弹性纤维　网状纤维

3. 凝血　止血

(三) 单项选择题

1. B　2. B　3. D　4. B　5. C

(四) 问答题

白细胞分为有粒白细胞和无粒白细胞，前者简称粒细胞，可分为中性粒细胞（50％～ 70％）、嗜酸性粒细胞（0.5％～3％）和嗜碱性粒细胞（0～1％）；后者则有淋巴细胞（20％～ 30％）和单核细胞（3％～8％）。

第三节　肌组织

(一) 名词解释

1. 闰盘：相邻心肌纤维之间的连接处有一条染色较深的带状结构。

2. 三联体：骨骼肌上的横小管及其两侧的终池合称三联体，当横小管膜兴奋时，可引起终池内储存的钙离子释放到肌浆，参与肌肉收缩。

3. 肌节：是肌原纤维上相邻两个 Z 线之间的结构。一个肌节包括一个完整的 A 带和与 A 带相邻的两个 $\frac{1}{2}$I 带，它是肌原纤维的结构和功能单位。

(二) 填空题

1. 肌纤维　肌膜　肌浆　肌丝滑动

2. 骨骼　心

(三) 单项选择题

1. A　2. C　3. A

(四) 问答题

骨骼肌：纵切面上，呈细长圆柱状，无分支，细胞核多达数百个，核呈扁椭圆形，位于细胞周边近肌膜处,有明暗相间的横纹。横切面上,细胞核位于细胞周边近肌膜处,有较多的肌原纤维横断面。

心肌:纵切面上,呈短圆柱状,有分支,细胞核1～2个,位于细胞中央,有明暗相间的横纹,但不如骨骼肌明显。横切面上,细胞核位于细胞中央,肌原纤维横断面在心肌周围较多。

第四节　神经组织

(一)名词解释

1. 化学性突触:神经元与神经元之间,或神经元与效应细胞(肌细胞、腺细胞)之间传递信息的部位称突触,化学性突触以神经递质作为传递信息的媒介,是最常见的一种神经连接方式。

2. 尼氏体:在神经细胞胞体和树突内呈强嗜碱性的斑状或颗粒状物质,它由粗面内质网和游离核糖体构成,它能合成酶、神经递质等。

3. 神经末梢:是周围神经纤维的终末部分,在组织和器官内形成末梢装置,按功能分为感觉神经末梢和运动神经末梢两大类。

(二)填空题

1. 胞体　突起
2. 假单极神经元　双极神经元　多极神经元
3. 突触前膜　突触间隙　突触后膜
4. 有髓神经纤维　无髓神经纤维
5. 星形胶质细胞　少突胶质细胞　小胶质细胞　施万细胞(神经膜细胞)
6. 运动终板

(三)单项选择题

1. B　2. A　3. C　4. B　5. D

(四)问答题

1. 神经元形态:由胞体和突起构成。胞体包括细胞膜、细胞质和细胞核三部分,突起分树突和轴突。

(1)胞体:形态多样。

细胞膜:具有感受刺激、处理信息、产生和传导神经冲动的功能。

细胞质:除一般细胞器外,还有尼氏体和神经原纤维两种特有的结构。① 尼氏体:又称嗜染质,存在于胞体和树突,为强嗜碱性的斑状或颗粒状物质。在电镜下观察,尼氏体由粗面内质网和游离核糖体构成,能合成酶和神经递质。② 神经原纤维:在镀银染色片中,神经原纤维被染成棕黑色,存在于树突和轴突内。在电镜下观察,神经原纤维由神经丝和微管聚集而成。神经原纤维为细胞骨架,并与营养物质、神经递质及离子运输有关。

细胞核:大而圆,位于细胞中央,核仁明显。

（2）突起：可分为树突和轴突两种。

树突：每个神经元有一至数个树突，较粗短，形如树枝状，树突内的胞质结构与胞体相似，在其分支上又有许多短小的突起，称树突棘。树突的主要功能是接受刺激。

轴突：每个神经元只有一个轴突，细而长。胞体发出轴突的部位常呈圆锥形，称轴丘。轴丘及轴突内无尼氏体。轴突末端分支较多，形成轴突终末。轴突的主要功能是传导神经冲动和释放神经递质。

2. 神经元的分类：

（1）按神经元突起的数量分类：假单极神经元、双极神经元和多极神经元。

（2）按神经元的功能分类：感觉神经元、中间神经元和运动神经元。

第二章　运动系统

第一节　骨和骨连结

（一）名词解释

1. 椎间盘：是连接相邻椎体的纤维软骨盘，其周围部称纤维环，中央部称髓核。

2. 滑膜关节：常简称关节，由两块或两块以上的骨构成，相对骨面之间有间隙，仅借其周围的纤维结缔组织膜相连。滑膜关节是骨连结的主要形式，具有很大的活动性。

3. 胸骨角：胸骨柄和胸骨体的连结部微向前凸，称胸骨角，其两侧平对第 2 肋。

4. 颅囟：新生儿颅骨尚未完全骨化，颅盖各骨之间尚存在结缔组织膜，称颅囟。

5. 椎间孔：上、下相邻的椎弓根所围成的孔称椎间孔，孔内有脊神经和血管通过。

6. 骶角：骶管裂孔两侧各有一个向下的突起，称骶角，是骶管麻醉时确定进针部位的标志。

7. 翼点：在颞窝内，额、顶、颞、蝶四骨的汇合处呈"H"形，骨质薄弱，称翼点。

8. 椎孔：椎体和椎弓围成椎孔，全部椎孔连成椎管，管内容纳脊髓。

9. 骨盆界线：由骶骨岬、弓状线、耻骨梳、耻骨结节至耻骨联合上缘所围成的界线称骨盆界线。

（二）填空题

1. 长骨　短骨　扁骨　不规则骨

2. 骨膜　骨质　骨髓

3. 关节面　关节囊　关节腔

4. 椎体　椎弓　椎弓根

5. 横突孔　寰椎　没有椎体、棘突和上关节突　枢椎　有齿突　隆椎　棘突长

6. 胸骨柄　胸骨体　2

7. 前纵韧带　后纵韧带　棘上韧带　黄韧带　棘间韧带

8. 顶骨　颞骨　蝶骨　筛骨　梨骨　下颌骨　舌骨

9. 下颌　下颌管　颏　下颌角

10. 视神经管　眶上裂

11. 肱骨头　关节盂　肩

12. 外　内

13. 肱尺关节　肱桡关节　桡尺近侧关节

14. 髂骨　坐骨　耻骨　髋臼

15. 髂棘　髂结节　髂前上棘　髂后上棘　耻骨结节　坐骨结节

16. 股骨　胫骨　髌骨　髁　前交叉韧带　后交叉韧带　前　后

(三) 单项选择题

1. A　2. C　3. D　4. B　5. C　6. D　7. C　8. A　9. C　10. C

11. C　12. B　13. A　14. C　15. A　16 D　17. C　18. A　19. A　20. C

21. B　22. C　23. D　24. D　25. C　26. D　27. B　28. C　29. A　30. B

(四) 问答题

1. 皮肤→浅筋膜→深筋膜→棘上韧带→棘间韧带→黄韧带→硬脊膜→蛛网膜下隙。

2. 肩关节的结构特点：肱骨头大，关节盂浅而小；关节囊内有肱二头肌长头腱通过；关节囊薄而松弛。因此，肩关节是全身运动最灵活的关节，能做屈伸、内收外展、旋转和环转运动。

3. 髋关节的结构特点：股骨头大，髋臼窝深；关节囊厚而坚韧，股骨颈除其后面的外侧1/3 外，均被包入囊内；关节囊周围韧带多。因此，髋关节的稳固性大于灵活性，能做屈伸、内收外展、旋转和环转运动。

4. 连结椎体的结构有椎间盘、前纵韧带和后纵韧带。连结椎弓的结构有关节突关节、黄韧带、棘间韧带和棘上韧带等。

5. 骨盆界线由骶岬、弓状线、耻骨梳、耻骨结节和耻骨联合上缘共同围成。此界线以上为大骨盆，以下为小骨盆。

第二节　肌　学

(一) 名词解释

1. 斜角肌间隙：前、中斜角肌与第 1 肋之间围成三角形的裂隙，称斜角肌间隙，内有锁骨下动脉和臂丛通过。

2. 腹直肌鞘：为包裹腹直肌的纤维性鞘，由腹前外侧壁 3 层扁肌的腱膜构成。

3. 腹股沟管：是男性的精索和女性的子宫圆韧带通过腹前外侧壁下部肌和腱膜之间的潜在性裂隙，长 4~5cm，位于腹股沟韧带内侧半的上方，是腹壁下部的一个薄弱区。

(二) 填空题

1. 肌腹　肌腱　肌腹　肌腱

2. 起点　止点

3. 胸骨　锁骨　颞骨乳突

4. 额腹　枕腹　帽状腱膜

5. 精索　子宫圆韧带

6. 外展

7. 腕　掌指　指间　旋前

8. 髂　腰大

9. 臀部浅层　四边　髂骨翼外面　骶骨背侧面　臀肌粗隆

10. 股四头肌　髌骨　胫骨粗隆

11. 小腿三头　腓肠　比目鱼

12. 胸锁乳突　斜方　竖脊

13. 竖脊　肱三头

14. 腹内斜　腹横

15. 腹外斜　腹内斜　腹横

（三）单项选择题

1. A　2. D　3. B　4. C　5. B　6. A　7. A　8. A　9. D　10. A
11. D　12. D　13. B　14. D　15. D　16. B　17. B　18. C　19. A　20. D
21. D　22. A　23. B　24. B　25. B

（四）问答题

1. 臀大肌、臀中肌、臀小肌、三角肌、股外侧肌等部位。

2. 膈上有三个孔,主动脉裂孔位于第 12 胸椎前面,有主动脉和胸导管通过;食管裂孔位于主动脉裂孔左前,约平第 10 胸椎,有食管和迷走神经通过;腔静脉孔位于食管裂孔右前,约平第 8 胸椎,有下腔静脉通过。

第三章　消化系统

（一）名词解释

1. 上消化道:指十二指肠以上的消化管,包括口腔、咽、食管、胃和十二指肠。

2. 咽峡:由腭垂、腭帆游离缘、左右腭舌弓和舌根共同围成,它是口腔与咽的分界。

3. 齿状线:是肛瓣与肛柱下端共同形成锯齿状的环行线,此线以上是黏膜,以下是皮肤。

4. 麦氏点:位于脐与右髂前上棘连线中、外 1/3 交点处,是阑尾根部的体表投影点。

5. 肝门:位于肝脏面的横沟内,是肝固有动脉、肝门静脉和肝管等出入肝的门户。

6. 肝小叶:是肝的基本结构和功能单位,呈多面棱柱体,由中央静脉、肝板、肝血窦、窦周隙及胆小管共同构成。

7. 门管区:在几个肝小叶之间的区域,结缔组织较多,其中含有肝动脉、门静脉和肝管的分支,它们分别称为小叶间动脉、小叶间静脉和小叶间胆管,此区称为肝门管区。

(二) 填空题

1. 消化管 消化腺
2. 腮腺 上颌第 2 磨
3. 牙槽骨 牙周膜 牙龈
4. 6 颈椎 鼻咽 口咽 喉咽
5. 腭舌弓 腭咽弓 咽扁桃体 舌扁桃体
6. 15 25 40
7. 贲门部 胃底 胃体 幽门部
8. 十二指肠纵襞 十二指肠大乳头 胆总管 胰管
9. 消化 吸收 十二指肠 空肠 回肠
10. 结肠带 结肠袋 肠脂垂
11. 升结肠 横结肠 降结肠 乙状结肠
12. 骶曲 会阴曲
13. 肝 右季肋区 腹上区 左季肋区
14. 左叶 右叶 方叶 尾状叶
15. 右季肋 右腹直肌外侧缘 右肋弓
16. 肝左、右管 肝总管 胆囊管 胆囊 胆总管

(三) 单项选择题

1. A 2. B 3. B 4. C 5. D 6. C 7. C 8. D 9. B 10. B
11. C 12. D 13. C 14. 15. 16. D 17. B 18. B 19. D 20. B
21. D 22. A 23. C 24. D 25. B 26. D 27. C 28. D 29. D 30. A

(四) 问答题

1. 食管有三处狭窄,第一处狭窄在食管的起始部,距中切牙 15cm;第二处狭窄在食管与左主支气管交叉处,距中切牙 25cm;第三处狭窄在食管穿膈处,距中切牙 40cm。

2. 肛管内面可见数条纵行的黏膜皱襞是肛柱,相邻两肛柱下端有肛瓣相连,两者围成肛窦。肛瓣与肛柱下端连成齿状线,齿状线下方有肛梳和白线。诊断内外痔的依据是齿状线,齿状线以上为内痔,以下为外痔。

3. 肝大部分位于右季肋区和腹上区,小部分位于左季肋区。肝的上界在右锁骨中线平第 5 肋,在前正中线平胸骨体下端,在左锁骨中线平第 5 肋间隙;肝下界的右侧与右肋弓一致,剑突下约 3cm。

4. 平时胆汁从肝左、右管→肝总管→胆囊管流入胆囊,进行贮存与浓缩。当进食时,胆汁从胆囊管→胆总管→肝胰壶腹→十二指肠大乳头排入十二指肠,参与消化食物。

第四章　呼吸系统

(一) 名词解释

1. 肺门:肺的内侧面中部有一个椭圆形的凹陷,称肺门,是主支气管、肺动脉、肺静脉、淋巴管和神经进出之处。

2. 肺根:出入肺门的结构(主支气管、肺动脉、肺静脉、淋巴管和神经等)被结缔组织包绕,构成肺根。

3. 血-气屏障:当肺泡与血液之间进行气体交换时,需经过肺泡上皮、上皮基膜、毛细血管内皮基膜及内皮细胞,这四层结构组成血-气屏障。

4. 纵隔:是左右纵隔胸膜之间所有器官和组织的总称。

5. 肋膈隐窝:肋胸膜和膈胸膜相互转折处形成的半环形凹陷,是站立时胸膜腔的最低部位。

6. 胸膜腔:是脏胸膜和壁胸膜在肺根处相互移行形成封闭的腔隙,腔内含有少量浆液,内为负压。

7. 声门裂:声襞之间的裂隙称为声门裂,是喉腔中最为狭窄的部位。

8. 肺泡隔:相邻肺泡之间的薄层结缔组织称肺泡隔,内含丰富的毛细血管、弹性纤维和肺泡巨噬细胞。

(二) 填空题

1. 易出血区或 Little 区
2. 肺尖　颈根部　2～3　肺底
3. 咽　气管　4～6
4. 甲状软骨　环状软骨　会厌软骨　杓状软骨　环状软骨
5. 肺叶支气管　肺段支气管　小支气管　细支气管　终末细支气管
6. Ⅰ型肺泡上皮　Ⅱ型肺泡上皮　Ⅱ型肺泡上皮
7. 肋胸膜　膈胸膜　纵隔胸膜　胸膜顶
8. 肺泡隔　毛细血管　弹性纤维　肺泡巨噬细胞
9. 6　8　10
10. 3～4　4～5

(三) 单项选择题

1. C　2. D　3. B　4. C　5. C　6. A　7. C　8. C　9. D　10. B　11. D　12. A

(四) 问答题

1. 外形:左肺狭长,右肺粗短。左肺前缘有心切迹。
肺裂:左肺有斜裂,右肺有斜裂和水平裂。
分叶:左肺分上、下两叶,右肺分上、中、下三叶。

2. 在肋胸膜与膈胸膜转折处,形成较深的半环形间隙。肋膈隐窝是胸膜腔最低点,当胸膜腔积液时,液体首先积聚于此。

3. 鼻旁窦由骨性鼻旁窦内衬黏膜构成,包括上颌窦、额窦、筛窦和蝶窦各一对。额窦、上颌窦和筛窦前群、中群开口于中鼻道;筛窦后群开口于上鼻道;蝶窦开口于蝶窦隐窝。

4. 喉腔分为三部分:喉前庭、喉中间腔、声门下腔。

从喉口到前庭裂水平为喉前庭,前庭裂到声门裂水平为喉中间腔,声门裂以下为声门下腔。

5. 气体从鼻腔吸入后依次经咽→喉→气管→主支气管,由主支气管经肺门进入肺内,经肺叶支气管→肺段支气管→小支气管→细支气管→终末细支气管→呼吸性细支气管→肺泡管→肺泡,最后经血-气屏障进入血液。

第五章　泌尿系统

(一) 名词解释

1. 肾门:肾的内侧缘中部有个凹陷称肾门,是肾盂、肾动脉、肾静脉、神经和淋巴管进出肾的部位。

2. 肾区:竖脊肌外侧缘与第12肋所形成的夹角称肾区,是肾门在腹后壁的体表投影。

3. 膀胱三角:位于膀胱底内面两侧输尿管口与尿道内口之间的三角形区域,称膀胱三角,此区无论膀胱处于空虚还是充盈,黏膜均保持平滑状态,无皱襞。

4. 肾单位:位于肾皮质内,由肾小体和肾小管构成,是肾的结构和功能单位。

5. 滤过屏障:血浆从血管球的毛细血管渗入肾小囊内形成原尿,必须通过有孔毛细血管内皮、基膜和裂孔膜,这三层结构组成滤过膜。

6. 肾蒂:出入肾门结构的总称,包括肾动脉、肾静脉、肾盂、神经和淋巴管。

(二) 填空题

1. 肾　输尿管　膀胱　尿道
2. 竖脊肌外侧缘　第12肋　肾区
3. 纤维囊　脂肪囊　肾筋膜
4. 皮质　髓质
5. 肾小体　肾小管　血管球　肾小囊　近端小管曲部　近端小管直部　细段　远端小管直部　远端小管曲部
6. 腹段　盆段　壁内段
7. 膀胱底　输尿管　尿道内
8. 短　宽　直

(三) 单项选择题

1. C　2. A　3. B　4. C　5. D　6. D　7. B　8. D　9. A　10. B

（四）问答题

1. 泌尿系统由肾、输尿管、膀胱和尿道组成。

肾能过滤血液产生尿液，输尿管将尿液输送到膀胱贮存，最后经尿道排出体外。

2. 在肾的冠状切面上可见到以下重要结构：

（1）肾皮质：位于肾实质浅层。

（2）肾髓质：位于肾皮质的深部，由 15～20 个肾锥体组成，肾锥体尖端称为肾乳头，肾锥体之间的皮质称肾柱。

（3）肾窦内可见包绕肾乳头的肾小盏，2～3 个肾小盏合成肾大盏，2～3 个肾大盏再合成肾盂，肾盂出肾门后移行为输尿管。

3. 肾实质主要由大量泌尿小管构成，泌尿小管包括肾单位和集合小管。

（1）肾单位分为肾小体和肾小管两部分。肾小体由血管球和肾小囊组成，产生原尿。肾小管包括近端小管曲部、近端小管直部、细段、远端小管直部、远端小管曲部，能对原尿进行重吸收。

（2）集合小管有重吸收水分的功能。

第六章　　生殖系统

（一）名词解释

1. 精索：为一条圆索状结构，从腹股沟管腹环穿经腹股沟管，出皮下环后延至睾丸上端。由输精管、睾丸动脉、输精管动脉、蔓状静脉丛、神经、淋巴管等结构外包三层被膜构成。

2. 鞘膜腔：鞘膜脏、壁两层在睾丸后缘相互移行，围成密闭的腔隙，称鞘膜腔。鞘膜腔内含少量浆液，起润滑作用。

3. 子宫峡：子宫颈阴道上部与子宫体相接处较狭细，称子宫峡。非妊娠期，子宫峡长仅 1cm，在妊娠期晚期，可达 7～11cm。

4. 排卵：成熟卵泡内的次级卵母细胞、透明带和放射冠随卵泡液一起从卵巢排出，此过程称排卵。一般发生在月经周期的第 14 天。

5. 黄体：排卵后，卵泡壁塌陷，残留的卵泡壁粒层细胞、卵泡膜及血管内陷，形成一个体积较大、血管丰富的内分泌细胞团，称为黄体。黄体可产生大量的孕激素和一定量的雌激素。

6. 月经周期：从青春期开始，子宫内膜在卵巢激素的作用下，出现周期性变化，即每隔 28 天发生一次子宫内膜的增生、修复、剥脱与出血，称月经周期。月经周期分月经期、增生期和分泌期。

（二）填空题

1. 内生殖器　外生殖器　生殖腺　输送管道　附属腺体

2. 暂时贮存精子　附睾头　附睾体　附睾尾

3. 睾丸部　精索部　腹股沟管部　盆部

4．体后面　直肠指诊　前　中　后　左侧叶　右侧叶　中叶

5．排尿　排精

6．卵巢　输卵管　子宫　阴道　前庭大腺　女阴

7．输卵管漏斗　输卵管壶腹　输卵管峡　输卵管子宫部　输卵管峡　输卵管壶腹　输卵管伞

8．输卵管子宫口　子宫颈管

9．阴道后穹　阴道后壁　腹膜

10．放射状

11．原始卵泡　生长卵泡　成熟卵泡

12．月经黄体　妊娠黄体

13．月经期　增生期　分泌期

(三) 单项选择题

1．D　2．B　3．B　4．D　5．D　6．D　7．C　8．A　9．B　10．A　11．C　12．C　13．B　14．A　15．D

(四) 问答题

1．男性尿道全程可分为三部分：前列腺部、膜部和海绵体部；其三处狭窄是尿道内口、尿道膜部和尿道外口。其中，尿道外口最为狭窄。自然悬垂时，男性尿道有两个弯曲，一个弯曲位于耻骨联合下方，凹向上，称耻骨下弯；另一个弯曲在耻骨联合前下方，凹向下，称耻骨前弯。

2．子宫位于小骨盆腔的中央，在膀胱和直肠之间，下端接阴道，两侧有输卵管和卵巢。成年女子子宫的正常位置呈轻度的前倾前屈位。

子宫的正常位置依赖盆底肌的承托和韧带的牵拉固定。子宫阔韧带可限制子宫向两侧移位。子宫圆韧带是维持子宫前倾的重要结构。子宫主韧带有固定子宫颈、阻止子宫下垂的作用。子宫骶韧带有维持子宫前屈的作用。

3．卵巢为卵泡的生长发育阶段，雌激素分泌量逐渐增多。子宫内膜处于增生期，子宫内膜由基底层增生修补，子宫腺和螺旋动脉均增长而弯曲，基质细胞增多。估计排卵时间在8月16日。

第七章　腹　膜

(一) 名词解释

1．腹膜腔：腹膜脏、壁两层相移行所围成的不规则间隙，内有少量浆液，有利于肠管蠕动。

2．小网膜：是肝门与胃小弯和十二指肠上部之间的双层腹膜结构，它包括肝胃韧带和肝十二指肠韧带两部分。

3．肝十二指肠韧带：是小网膜的游离右缘内含肝固有动脉、肝门静脉和胆总管等重要结构。

4. 网膜孔：是位于肝十二指肠韧带与后腹膜壁层之间的孔，是网膜囊与囊外腹膜腔之间的唯一通道。

5. 直肠子宫陷凹：是位于直肠与子宫之间的腹膜移行所形成的间隙，为站位或坐位时女性腹膜腔的最低位。

（二）填空题

1. 肝胃韧带　肝十二指肠韧带　肝固有动脉　胆总管　肝门静脉
2. 网膜孔　网膜囊
3. 冠状韧带　镰状韧带　三角韧带　肝圆韧带
4. 肝肾隐窝　直肠膀胱陷凹　直肠子宫陷凹

（三）单项选择题

1. D　2. A　3. C

（四）问答题

腹膜形成的结构有：
网膜：小网膜（肝胃韧带、肝十二指肠韧带）、大网膜、网膜囊。
系膜：小肠系膜（空、回肠系膜）、阑尾系膜、横结肠系膜、乙状结肠系膜。
肝的韧带：肝胃韧带、肝十二指肠韧带、镰状韧带、冠状韧带（左、右三角韧带）。
脾的韧带：胃脾韧带、脾肾韧带。
隐窝：肝肾隐窝。
陷凹：直肠膀胱陷凹（男）、直肠子宫陷凹（女）、膀胱子宫陷凹（女）。

第八章　脉管系统

（一）名词解释

1. 血液循环：指血液从心室泵出，经动脉、毛细血管和静脉，最后返回心房，这样周而复始循环流动的过程。

2. 动脉：是将血液从心运输到全身各部毛细血管中去的血管。

3. 心包腔：浆膜心包的脏、壁两层相互移行而形成的潜在性腔隙称为心包腔，腔内含有少量的滑液，起润滑作用。

4. 心传导系统：是指位于心壁内由特殊分化的心肌细胞组成，具有产生兴奋、传导冲动和维持心正常节律性搏动的功能。

5. 颈动脉窦：颈总动脉末端和颈内动脉起始处膨大的结构，窦壁内有压力感受器，起调节血压的作用。

6. 颈动脉小球：位于颈内、颈外动脉分叉处后方的椭圆形小体，是化学感受器。

7. 静脉：将毛细血管内的血液运回心的血管。

8. 静脉瓣：静脉管壁内膜凸入管腔，折叠形成彼此相对的两个半月形瓣膜，其游离缘朝向血流方向。

9. 静脉角：位于胸锁关节的后方，由同侧的颈内静脉与锁骨下静脉汇合而成，是淋巴导管注入的部位。

10. 胸导管：全身最大的淋巴导管，起于第 1 腰椎前面的乳糜池，沿脊柱上行，最后注入左静脉角。它收集左右腰干、左锁骨下干、左支气管纵隔干和左颈干的淋巴。

11. 脾门：是指脾脏面近中央处的凹陷，是脾的血管、神经、淋巴管出入的部位。

12. 单核吞噬细胞系统：分布于机体内具有吞噬功能的细胞系统，包括单核细胞，肝、淋巴组织、结缔组织中的巨噬细胞，肺中的巨噬细胞（尘细胞），骨组织中的破骨细胞，神经组织中的小胶质细胞、皮肤中的郎格汉斯细胞等。它们均由骨髓内的幼单核细胞分化而来。

（二）填空题

1. 心　血管　淋巴管道　淋巴器官　淋巴组织
2. 5　1～2
3. 冠状沟
4. 窦房结　房室结　房室束　窦房结　上腔静脉　右心耳
5. 心内膜　心肌膜　心外膜　心内膜
6. 中纵隔　膈
7. 上腔静脉　下腔静脉　右房室口
8. 右房室口　三尖　肺动脉口　肺动脉
9. 左房室口　二尖　主动脉口　主动脉
10. 左冠状动脉　右冠状动脉　升主动脉的起始部
11. 冠状窦　冠状窦口
12. 浆膜心包的脏层　壁层　纤维心包　浆膜心包
13. 头臂干　左颈总动脉　左锁骨下动脉
14. 升主动脉　主动脉弓　降主动脉
15. 甲状腺上动脉　甲状腺下动脉　颈外　甲状颈干
16. 甲状腺上动脉　面动脉　颞浅动脉　上颌动脉
17. 锁骨下　上颌
18. 肘窝内上方　肱二头肌腱内
19. 桡动脉　桡腕关节掌侧面的桡侧上方
20. 尺动脉末端　桡动脉掌浅支　桡动脉末端　尺动脉掌深支
21. 肾上腺中动脉　肾动脉　睾丸（卵巢）动脉
22. 腹主　胃左动脉　肝总动脉　脾动脉
23. 空肠动脉　回肠动脉　回结肠动脉　右结肠动脉　中结肠动脉
24. 中结肠　阑尾
25. 左结肠动脉　乙状结肠动脉　直肠上动脉
26. 肝固有动脉右支
27. 髂内动脉　前
28. 腹主　腹主　脾

29. 肱

30. 颈内静脉　锁骨下静脉　静脉角

31. 头静脉　贵要静脉

32. 左髂总静脉　右髂总静脉　右心房

33. 肠系膜上静脉　脾静脉　胰头　肠系膜上静脉　肠系膜下静脉　脾静脉　胃左静脉　胃右静脉　胆囊静脉　附脐静脉

34. 足背静脉弓　前　股静脉

35. 足背静脉弓外侧　后　腘静脉

36. 右颈干　右支气管纵隔干　右锁骨下干　右静脉角

37. 左腰干　右腰干　肠干

38. 下颌下腺周围　面部　口腔

39. 腹股沟韧带下方　足外侧缘　小腿后外侧部

40. 左季肋　9~11　10　脾切迹

41. 腹腔干　肠系膜上动脉　腹腔淋巴结　肠系膜上淋巴结　肠系膜下

42. 滤过淋巴　免疫应答的场所　参与淋巴细胞再循环

43. 白髓　边缘区　红髓　滤血　免疫　造血　储血

44. T淋巴细胞　免疫调节

(三) 单项选择题

1. C　2. C　3. D　4. D　5. D　6. B　7. D　8. D　9. B　10. B
11. D　12. A　13. C　14. D　15. D　16. C　17. C　18. D　19. C　20. C
21. B　22. C　23. C　24. C　25. A　26. C　27. A　28. D　29. B　30. D
31. B　32. A　33. C　34. B　35. B　36. A　37. A　38. C　39. A　40. B
41. C　42. D　43. C　44. B　45. C　46. B　47. B　48. B　49. A　50. B
51. C　52. A　53. A　54. D　55. C　56. C。

(四) 问答题

1. (1) 体循环:左心室→主动脉→主动脉各级分支→全身毛细血管→上、下腔静脉及其各级属支→上、下腔静脉、冠状窦→右心房。功能:以动脉血营养全身各部,并将代谢产物运回心。

(2) 肺循环:右心室→肺动脉干→左、右肺动脉→肺泡毛细血管→肺静脉→左心房。功能:使静脉血转变为氧饱和的动脉血。

2. 直接分布于胃的动脉有胃左动脉、胃右动脉、胃网膜右动脉、胃网膜左动脉、胃短动脉。胃左动脉发自腹腔干;胃右动脉起自肝固有动脉;胃网膜右动脉起自胃十二指肠动脉;胃网膜左动脉、胃短动脉均起自脾动脉。

3. 抗生素经手背静脉网的桡侧滴入→头静脉→腋静脉→锁骨下静脉→头臂静脉→上腔静脉→右心房→右心室→肺动脉→肺泡毛细血管→肺静脉→左心房→左心室→升主动脉→主动脉弓→胸主动脉→腹主动脉→腹腔干→肝总动脉→肝固有动脉肝右支→胆囊炎症区,起消炎作用。

4. 有一肝硬化患者,晚期出现腹壁浅静脉曲张、呕血以及便血等肝门静脉高压症状是由于:

(1)当肝门静脉高压时,大量血液经过食管静脉丛,导致食管静脉丛曲张。由于部分曲张的静脉丛位于食管黏膜下,当患者饮食不当时,导致黏膜下曲张的静脉丛破裂,从而引起呕血。

(2)当肝门静脉高压时,引起直肠静脉丛曲张甚至破裂,从而引起便血。

(3)当肝门静脉高压时,引起腹壁的静脉及其脐周静脉曲张,曲张的静脉以脐为中心,呈放射状排列,故临床称为"海蛇头"体征。

5. 常用于静脉穿刺的浅静脉有:

(1)颈外静脉——注入锁骨下静脉或静脉角

(2)贵要静脉——注入肱静脉

(3)头静脉——注入腋静脉

(4)肘正中静脉——注入头静脉或贵要静脉

(5)小隐静脉——注入腘静脉

(6)大隐静脉——注入股静脉

第九章　感觉器官

(一)名词解释

1. 巩膜静脉窦:巩膜与角膜交界处的深部有一环形细管,称巩膜静脉窦。

2. 视神经盘:在视网膜视部内面,与视神经相对应部位的圆盘形隆起,称视神经盘,又称视神经乳头,此处无感光作用。

3. 黄斑、中央凹:在视神经盘的颞侧稍下方,相距约 3.5mm 处,有一黄色小区,称黄斑,其中央凹陷称中央凹,是感光和辨色最敏锐的部位。

4. 螺旋器:位于蜗管下壁基底膜上,为听觉感受器,能感受声波的刺激。

(二)填空题

1. 纤维膜　血管膜　视网膜

2. 瞳孔开大肌　瞳孔括约肌　睫状肌

3. 瞳孔　瞳孔括约　缩小　瞳孔开大　散大

4. 后上　外耳道

5. 外耳道　鼓室　鼓膜脐

6. 表皮　真皮

7. 分泌部　导管部

8. 毛乳头

(三)单项选择题

1. D　2. C　3. A　4. C　5. B　6. C　7. A　8. C　9. D　10. B
11. D　12. C　13. A　14. B　15. C　16. D　17. C　18. A　19. B　20. C

（四）问答题

1. 房水的产生及循环途径为：睫状体产生房水→眼后房→瞳孔→眼前房→虹膜角膜角→巩膜静脉窦。

2. 光线从外界投射到视网膜的路径为：光线→角膜→前房房水→瞳孔→后房房水→晶状体→玻璃体→视网膜

3. 上壁——鼓室盖，与颅中窝相邻；

下壁——为薄骨板，与颈内静脉相邻；

前壁——与颈内动脉相邻，上部有咽鼓管的开口；

后壁——为乳突壁，有乳突窦的开口向后通乳突小房；

外侧壁——主要由鼓膜组成；

内侧壁——即内耳的外侧壁（迷路壁），有前庭窗（镫骨底板封闭）和蜗窗（第二鼓膜封闭），前庭窗后上方有面神经管凸。

临床意义：鼓室上壁毗邻颅中窝且较薄，有时中耳炎可经此壁蔓延到颅腔。中耳炎经后壁可以先蔓延到乳突窦，再到乳突小房。前壁有咽鼓管咽口，鼻咽部炎症可经咽鼓管进入鼓室引起炎症。

第十章　神经系统

（一）名词解释

1. 在中枢神经内，神经元的胞体和大部分树突聚集的部位，称灰质；神经纤维聚集的部位称白质。

2. 在中枢神经内，形态和功能相似的神经元胞体聚集成团块状结构，称神经核；起止、功能和行程相同的神经纤维聚集成束，称纤维束。

3. 在周围神经内，神经元胞体聚集成团块，称神经节；神经纤维聚集组成神经束，由结缔组织包裹聚集成神经。

4. 网状结构：在中枢神经内，神经纤维纵横交织成网状，其间散有大、小不等的神经元。

5. 纹状体：指由尾状核和豆状核组成的结构。豆状核又可分为外侧的壳和内侧的苍白球两部分，尾状核和壳称新纹状体，苍白球称旧纹状体。纹状体是锥体外系的重要组成部分，具有维持肌张力、协调肌群运动的功能。

6. 内囊：位于丘脑、尾状核和豆状核之间，其分三部，分别为前肢、后肢和膝。内囊是上、下行纤维聚集的区域，因此，当内囊的小动脉破裂或栓塞时，可导致内囊膝和后肢受损，引起对侧感觉丧失、对侧偏瘫和双眼对侧视野偏盲，即"三偏"症状。

7. 硬膜外隙：指硬脊膜与椎管内面的骨膜之间的窄隙，内呈负压，含有脊神经根、椎内静脉丛、结缔组织等。

8. 蛛网膜下隙：指蛛网膜与软膜之间的窄隙，隙内充满脑脊液。

9. 大脑动脉环：又称 Willis 环，环绕于视交叉、灰结节和乳头体等周围，由前交通动脉、大脑前动脉、颈内动脉、后交通动脉和大脑后动脉吻合而成。通过大脑动脉环将颈内动脉系与椎动脉系、左右大脑半球的动脉沟通起来。当此环某一部位发生意外(血管瘤或阻塞)时,可在一定程度上通过大脑动脉环使血液重新分配和代偿。

10. 上运动神经元与下运动神经元:锥体系管理骨骼肌的随意运动,由上运动神经元和下运动神经元组成。上运动神经元胞体位于中央前回和中央旁小叶前部等处,其轴突组成下行的锥体束。下运动神经元为脑干内脑神经运动核和脊髓灰质前角运动神经元,其轴突分别构成脑神经和脊神经的运动纤维。

(二) 填空题

1. 脑　脊髓
2. 1　运动　联络(中间)　交感
3. 中脑　脑桥　延髓
4. 中央后回　中央旁小叶后部　中央前回　中央旁小叶前部　距状沟两侧
5. 硬膜　蛛网膜　软膜
6. 颈内动脉　椎动脉
7. 脊神经节　脊髓后角固有核　丘脑腹后外侧核
8. 视神经　动眼神经
9. 后肢　膝
10. 尺　正中　桡　腋
11. 胫神经　腓总神经　胫　腓总
12. 胫　腓深　腓浅
13. Ⅴ　Ⅶ　Ⅸ　Ⅹ
14. 滑车　展　动眼
15. 眼神经　上颌神经　下颌神经　下颌神经
16. 瞳孔括约肌　睫状肌
17. 右锁骨下动脉　主动脉弓
18. 舌咽神经　面神经　面神经
19. T1~L3灰质侧角　脑干副交感核　S2~S4副交感核
20. 外侧膝状体

(三) 单项选择题

1. D　2. D　3. D　4. B　5. D　6. B　7. D　8. B　9. A　10. C
11. D　12. A　13. B　14. B　15. C　16. A　17. D　18. D　19. C　20. D
21. D　22. D　23. D　24. B　25. D　26. A　27. C　28. D　29. D　30. A
31. B　32. D

(四) 问答题

1. 腰椎穿刺宜选择在第3~4腰椎或第4~5腰椎间隙之间,因此处无神经组织,腰椎棘突间隙大,蛛网膜下隙扩大形成终池。穿刺针刺入蛛网膜下隙,穿刺针依次经过皮肤→浅筋膜→深筋膜→棘上韧带→棘间韧带→黄韧带→硬膜→蛛网膜→蛛网膜下隙。

2. 第 1 躯体运动区：中央前回、中央旁小叶的前部。第 1 躯体感觉区：中央后回、中央旁小叶的后部。听区：颞横回。视区：距状沟两侧的皮质。语言区：一般为优势半球，多数在左半球。说话中枢（运动性语言中枢）：额下回后部。听话中枢（听觉性语言中枢）：颞上回后部。书写中枢：额中回后部。阅读中枢（视觉性语言中枢）：角回。

3. 脑脊液主要由脑室的脉络丛产生，其循环途径是：左、右侧脑室脉络丛→室间孔→第三脑室→中脑水管→第四脑室→第四脑室正中孔和外侧孔→蛛网膜下隙→上矢状窦→颈内静脉。

4. 肱骨外科颈骨折易损伤腋神经，会导致"方形肩"。肱骨干骨折易损伤桡神经，会导致"垂腕手"。肱骨内上髁骨折易损伤尺神经，会导致"爪形手"。

5. 面神经含 3 种纤维成分：① 内脏运动纤维：支配泪腺、下颌下腺、舌下腺的分泌，损伤后这些腺体分泌障碍；② 内脏感觉纤维：分布舌前 2/3 味蕾，损伤后舌前 2/3 味觉障碍；③ 躯体运动纤维：支配面部表情肌和颈阔肌，损伤后患侧表情肌瘫痪。

6. 舌的神经支配：① 舌黏膜的一般感觉：舌前 2/3 受下颌神经支配，舌后 1/3 受舌咽神经支配；② 味蕾：舌前 2/3 受面神经支配，舌后 1/3 受舌咽神经支配；③ 舌肌：受舌下神经支配。

7. 内囊的血液由大脑中动脉中央支供应。内囊是上、下行纤维聚集的区域，分为 3 部：① 内囊前肢：主要有额桥束和丘脑前辐射通过；② 内囊后肢：主要有皮质脊髓束、皮质红核束、丘脑中央辐射、顶枕颞桥束、听辐射和视辐射通过；③ 内囊膝：有皮质核束通过。当营养内囊的小动脉破裂（脑出血）或栓塞时，患者会出现对侧偏身感觉丧失（丘脑中央辐射受损）、对侧偏瘫（皮质脊髓束、皮质核束损伤）和双眼对侧视野偏盲（视辐射受损），即"三偏"症状。

第十一章　内分泌系统

（一）名词解释

1. 内分泌腺：是指结构上独立存在的、主要由具有内分泌功能的腺上皮细胞组成的器官。
2. 靶器官：是指内分泌细胞分泌的激素，通过血液循环所作用的特定器官。
3. 赫令氏体：是指下丘脑的视上核和室旁核内的神经内分泌细胞胞质内的颗粒，沿轴突运送到神经部，在神经部聚集成团，形成串珠状膨大、呈嗜酸性、大小不等的小体。赫令氏体内的激素以胞吐方式释放入毛细血管。

（二）填空题

1. 垂体　松果体
2. 垂体窝　下丘脑　腺垂体（前叶）　神经垂体（后叶）
3. 降钙　成骨　骨盐　血钙
4. 球状带　束状带　网状带
5. 盐皮质激素　醛固酮　糖皮质激素　雄激素　雌激素
6. 嗜铬　肾上腺素　去甲肾上腺素

（三）单项选择题

1. C　2. A　3. B　4. B　5. C　6. C　7. A　8. A

(四) 问答题

1. 甲状腺位于颈前部,紧贴喉和气管颈段。甲状腺呈"H"形,由自甲状软骨中部至第 6 气管软骨环的两个侧叶和位于第 2~4 气管软骨环之间的峡部构成。约一半以上的人在峡部有一向上伸出的锥体叶。甲状腺的主要功能是合成和释放甲状腺激素。甲状腺激素的主要作用是促进机体的新陈代谢,维持机体的正常发育,尤其对骨骼和神经系统的发育影响更大。

2. 肾上腺皮质由外向内分为三个带,依次为球状带、束状带和网状带。球状带细胞排成球状,呈低柱状,核染色深,核仁明显,滑面内质网多,分泌盐皮质激素。束状带细胞排成束状,较大,核染色浅,含脂滴,分泌糖皮质激素。网状带细胞排成网状,分泌雄激素和少量的雌激素。

第十二章　人体胚胎学概论

(一) 名词解释

1. 胚盘:外胚层和内胚层的细胞紧密相贴形成一个圆盘状的结构,称胚盘,它是胚体发生的原基。

2. 胎盘屏障:胎儿血与母体血在胎盘内进行物质交换所通过的结构称胎盘屏障,由合体滋养层、细胞滋养层及基膜、绒毛膜内结缔组织、毛细血管基膜及内皮构成。

3. 植入:是指胚泡埋入子宫内膜的过程,始于受精后第 5~6 天,于第 11~12 天完成,部位是在子宫体或子宫底。

4. 受精:成熟的精子与卵细胞结合形成受精卵的过程称受精。受精一般发生于排卵后 12 小时内,受精的部位通常在输卵管的壶腹部,整个过程约需 24 小时。

5. 精子获能:当精子进入女性生殖管道后,阻止顶体酶释放的糖蛋白被降解,从而使精子获得了受精能力,此过程称精子获能。

(二) 填空题

1. 8　原基　人形
2. 卵裂　卵裂球
3. 基蜕膜　包蜕膜　壁蜕膜　包蜕膜　壁蜕膜
4. 绒毛膜　羊膜　卵黄囊　尿囊　脐带
5. 丛密绒毛膜　基蜕膜　绒毛间隙
6. 滋养层　胚外中胚层
7. 轴旁中胚层　间介中胚层　侧中胚层
8. 动脉韧带　卵圆窝　肝圆韧带　脐外侧韧带

(三) 单项选择题

1. A　2. D　3. A　4. A　5. C　6. C　7. A　8. A　9. C

（李群锋　徐忠勇）

第四篇

实 训 报 告

班　级 _____

学　号 _____

姓　名 _____

解剖学实训报告

实训内容_____

实训日期_____年_____月_____日

4-1

4-2

1._____

2._____

3._____

4._____

5._____

6._____

7._____

8._____

9._____

1._____

2._____

3._____

4._____

5._____

6._____

7._____

8._____

9._____

10._____

成　绩_____　教　师_____

解剖学实训报告

实训内容＿＿＿＿＿＿＿＿＿＿＿＿＿＿＿＿＿＿＿＿＿＿＿＿＿＿＿＿＿＿＿＿＿

实训日期＿＿＿＿＿年＿＿＿＿＿月＿＿＿＿＿日

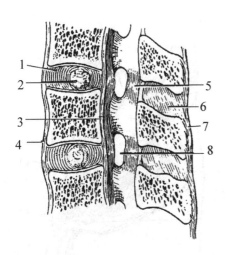

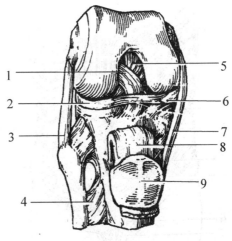

1. ＿＿＿＿＿＿＿＿＿＿＿＿

2. ＿＿＿＿＿＿＿＿＿＿＿＿

3. ＿＿＿＿＿＿＿＿＿＿＿＿

4. ＿＿＿＿＿＿＿＿＿＿＿＿

5. ＿＿＿＿＿＿＿＿＿＿＿＿

6. ＿＿＿＿＿＿＿＿＿＿＿＿

7. ＿＿＿＿＿＿＿＿＿＿＿＿

8. ＿＿＿＿＿＿＿＿＿＿＿＿

1. ＿＿＿＿＿＿＿＿＿＿＿＿

2. ＿＿＿＿＿＿＿＿＿＿＿＿

3. ＿＿＿＿＿＿＿＿＿＿＿＿

4. ＿＿＿＿＿＿＿＿＿＿＿＿

5. ＿＿＿＿＿＿＿＿＿＿＿＿

6. ＿＿＿＿＿＿＿＿＿＿＿＿

7. ＿＿＿＿＿＿＿＿＿＿＿＿

8. ＿＿＿＿＿＿＿＿＿＿＿＿

9. ＿＿＿＿＿＿＿＿＿＿＿＿

4-3

4-4

成 绩＿＿＿＿＿＿＿＿＿ 教 师＿＿＿＿＿＿＿＿＿

解剖学实训报告

实训内容_____

实训日期_____年_____月_____日

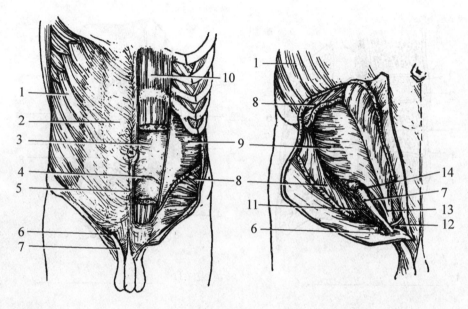

1.　_____　　8.　_____

2.　_____　　9.　_____

3.　_____　　10.　_____

4.　_____　　11.　_____

5.　_____　　12.　_____

6.　_____　　13.　_____

7.　_____　　14.　_____

4-5

成　绩_____　　教　师_____

解剖学实训报告

实训内容＿＿＿＿＿＿＿＿＿＿＿＿＿＿＿＿＿＿＿＿＿＿＿＿＿＿＿

实训日期＿＿＿＿＿年＿＿＿＿＿月＿＿＿＿＿日

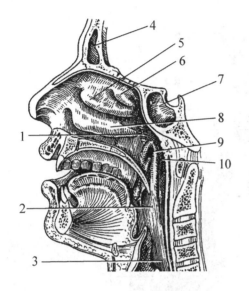

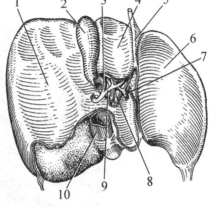

1. ＿＿＿＿＿＿＿＿＿＿＿＿＿

2. ＿＿＿＿＿＿＿＿＿＿＿＿＿

3. ＿＿＿＿＿＿＿＿＿＿＿＿＿

4. ＿＿＿＿＿＿＿＿＿＿＿＿＿

5. ＿＿＿＿＿＿＿＿＿＿＿＿＿

6. ＿＿＿＿＿＿＿＿＿＿＿＿＿

7. ＿＿＿＿＿＿＿＿＿＿＿＿＿

8. ＿＿＿＿＿＿＿＿＿＿＿＿＿

9. ＿＿＿＿＿＿＿＿＿＿＿＿＿

10. ＿＿＿＿＿＿＿＿＿＿＿＿

1. ＿＿＿＿＿＿＿＿＿＿＿＿＿

2. ＿＿＿＿＿＿＿＿＿＿＿＿＿

3. ＿＿＿＿＿＿＿＿＿＿＿＿＿

4. ＿＿＿＿＿＿＿＿＿＿＿＿＿

5. ＿＿＿＿＿＿＿＿＿＿＿＿＿

6. ＿＿＿＿＿＿＿＿＿＿＿＿＿

7. ＿＿＿＿＿＿＿＿＿＿＿＿＿

8. ＿＿＿＿＿＿＿＿＿＿＿＿＿

9. ＿＿＿＿＿＿＿＿＿＿＿＿＿

10. ＿＿＿＿＿＿＿＿＿＿＿＿

4-6

4-7

成　绩＿＿＿＿＿＿＿＿　教　师＿＿＿＿＿＿＿＿

解剖学实训报告

实训内容_____

实训日期_____年_____月_____日

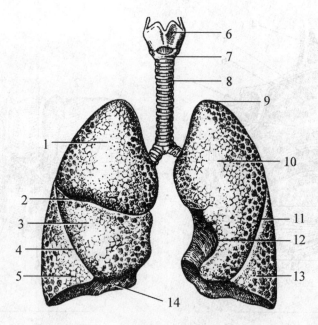

1._____　　　8._____

2._____　　　9._____

3._____　　　10._____

4._____　　　11._____

5._____　　　12._____

6._____　　　13._____

7._____　　　14._____

4-8

成　绩_____　　教　师_____

解剖学实训报告

实训内容_____

实训日期_____年_____月_____日

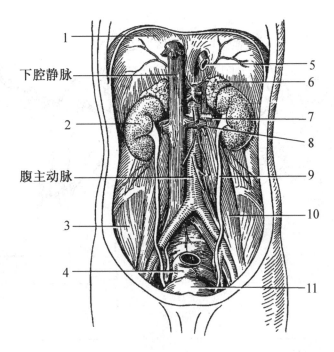

4-9

1. _____
2. _____
3. _____
4. _____
5. _____
6. _____

7. _____
8. _____
9. _____
10. _____
11. _____

成　绩_____　教　师_____

解剖学实训报告

实训内容＿＿＿＿＿＿＿＿＿＿＿＿＿＿＿＿＿＿＿＿＿＿＿＿＿＿＿＿＿

实训日期＿＿＿＿＿年＿＿＿＿＿月＿＿＿＿＿日

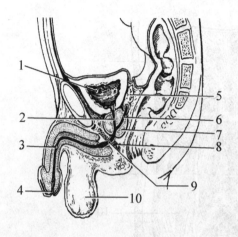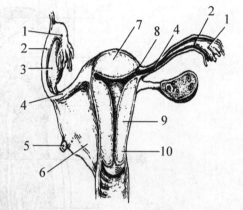

1. ＿＿＿＿＿＿＿＿＿＿＿＿　　　　1. ＿＿＿＿＿＿＿＿＿＿＿＿

2. ＿＿＿＿＿＿＿＿＿＿＿＿　　　　2. ＿＿＿＿＿＿＿＿＿＿＿＿

3. ＿＿＿＿＿＿＿＿＿＿＿＿　　　　3. ＿＿＿＿＿＿＿＿＿＿＿＿

4. ＿＿＿＿＿＿＿＿＿＿＿＿　　　　4. ＿＿＿＿＿＿＿＿＿＿＿＿

5. ＿＿＿＿＿＿＿＿＿＿＿＿　　　　5. ＿＿＿＿＿＿＿＿＿＿＿＿

6. ＿＿＿＿＿＿＿＿＿＿＿＿　　　　6. ＿＿＿＿＿＿＿＿＿＿＿＿

7. ＿＿＿＿＿＿＿＿＿＿＿＿　　　　7. ＿＿＿＿＿＿＿＿＿＿＿＿

8. ＿＿＿＿＿＿＿＿＿＿＿＿　　　　8. ＿＿＿＿＿＿＿＿＿＿＿＿

9. ＿＿＿＿＿＿＿＿＿＿＿＿　　　　9. ＿＿＿＿＿＿＿＿＿＿＿＿

10. ＿＿＿＿＿＿＿＿＿＿＿　　　　10. ＿＿＿＿＿＿＿＿＿＿＿

4-10

4-11

成　绩＿＿＿＿＿＿＿＿　教　师＿＿＿＿＿＿＿＿

解剖学实训报告

实训内容_____

实训日期_____年_____月_____日

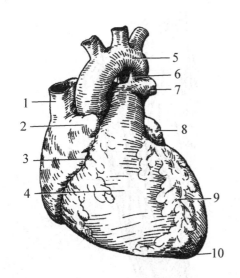

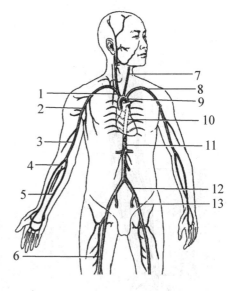

1. _____
2. _____
3. _____
4. _____
5. _____
6. _____
7. _____
8. _____
9. _____
10. _____

1. _____
2. _____
3. _____
4. _____
5. _____
6. _____
7. _____
8. _____
9. _____
10. _____
11. _____
12. _____
13. _____

4-12　　　　4-13

成　绩_____　教　师_____

解剖学实训报告

实训内容＿＿＿＿＿＿＿＿＿＿＿＿＿＿＿＿＿＿＿＿＿＿＿＿＿＿＿＿＿＿＿

实训日期＿＿＿＿＿年＿＿＿＿＿月＿＿＿＿＿日

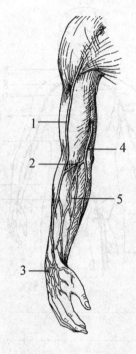

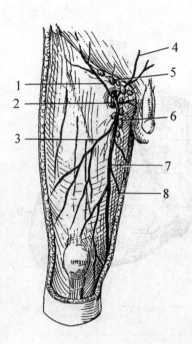

1.＿＿＿＿＿＿＿＿＿＿＿＿＿＿＿

2.＿＿＿＿＿＿＿＿＿＿＿＿＿＿＿

3.＿＿＿＿＿＿＿＿＿＿＿＿＿＿＿

4.＿＿＿＿＿＿＿＿＿＿＿＿＿＿＿

5.＿＿＿＿＿＿＿＿＿＿＿＿＿＿＿

4-14

1.＿＿＿＿＿＿＿＿＿＿＿＿＿＿＿

2.＿＿＿＿＿＿＿＿＿＿＿＿＿＿＿

3.＿＿＿＿＿＿＿＿＿＿＿＿＿＿＿

4.＿＿＿＿＿＿＿＿＿＿＿＿＿＿＿

5.＿＿＿＿＿＿＿＿＿＿＿＿＿＿＿

6.＿＿＿＿＿＿＿＿＿＿＿＿＿＿＿

7.＿＿＿＿＿＿＿＿＿＿＿＿＿＿＿

8.＿＿＿＿＿＿＿＿＿＿＿＿＿＿＿

4-15

成　绩＿＿＿＿＿＿＿＿＿　教　师＿＿＿＿＿＿＿＿＿

解剖学实训报告

实训内容_____

实训日期_____年_____月_____日

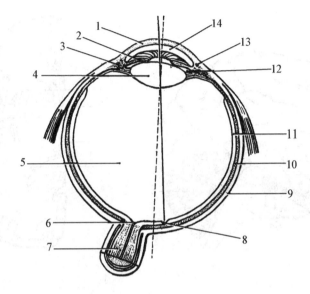

1. _____   8. _____

2. _____   9. _____

3. _____   10. _____

4. _____   11. _____

5. _____   12. _____

6. _____   13. _____

7. _____   14. _____

4-16

成 绩_____   教 师_____

解剖学实训报告

实训内容＿＿＿＿＿＿＿＿＿＿＿＿＿＿＿＿＿＿＿＿＿＿＿＿＿＿＿＿＿＿＿＿＿

实训日期＿＿＿＿＿年＿＿＿＿＿月＿＿＿＿＿日

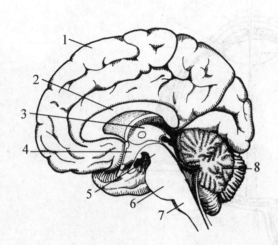

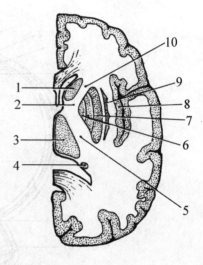

1. ＿＿＿＿＿＿＿＿＿＿　　　　　1. ＿＿＿＿＿＿＿＿＿＿

2. ＿＿＿＿＿＿＿＿＿＿　　　　　2. ＿＿＿＿＿＿＿＿＿＿

3. ＿＿＿＿＿＿＿＿＿＿　　　　　3. ＿＿＿＿＿＿＿＿＿＿

4. ＿＿＿＿＿＿＿＿＿＿　　　　　4. ＿＿＿＿＿＿＿＿＿＿

5. ＿＿＿＿＿＿＿＿＿＿　　　　　5. ＿＿＿＿＿＿＿＿＿＿

6. ＿＿＿＿＿＿＿＿＿＿　　　　　6. ＿＿＿＿＿＿＿＿＿＿

7. ＿＿＿＿＿＿＿＿＿＿　　　　　7. ＿＿＿＿＿＿＿＿＿＿

8. ＿＿＿＿＿＿＿＿＿＿　　　　　8. ＿＿＿＿＿＿＿＿＿＿

9. ＿＿＿＿＿＿＿＿＿＿

10. ＿＿＿＿＿＿＿＿＿＿

4-17

4-18

成　绩＿＿＿＿＿＿＿＿　教　师＿＿＿＿＿＿＿＿

解剖学实训报告

实训内容＿＿＿＿＿＿＿＿＿＿＿＿＿＿＿＿＿＿＿＿＿＿＿＿＿＿＿＿＿＿＿＿＿＿＿＿

实训日期＿＿＿＿＿年＿＿＿＿＿月＿＿＿＿＿日

4-19

4-20

1. ＿＿＿＿＿＿＿＿＿＿＿＿

2. ＿＿＿＿＿＿＿＿＿＿＿＿

3. ＿＿＿＿＿＿＿＿＿＿＿＿

4. ＿＿＿＿＿＿＿＿＿＿＿＿

5. ＿＿＿＿＿＿＿＿＿＿＿＿

6. ＿＿＿＿＿＿＿＿＿＿＿＿

1. ＿＿＿＿＿＿＿＿＿＿＿＿

2. ＿＿＿＿＿＿＿＿＿＿＿＿

3. ＿＿＿＿＿＿＿＿＿＿＿＿

4. ＿＿＿＿＿＿＿＿＿＿＿＿

5. ＿＿＿＿＿＿＿＿＿＿＿＿

6. ＿＿＿＿＿＿＿＿＿＿＿＿

7. ＿＿＿＿＿＿＿＿＿＿＿＿

8. ＿＿＿＿＿＿＿＿＿＿＿＿

成　绩＿＿＿＿＿＿＿＿　教　师＿＿＿＿＿＿＿＿

解剖学实训报告

实训内容_____

实训日期_____年_____月_____日

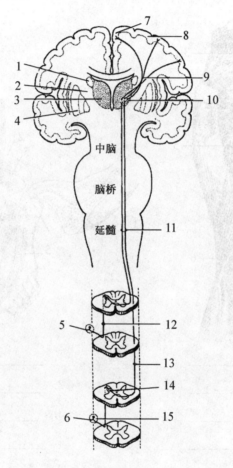

中脑

脑桥

延髓

4-21

1._____　　9._____

2._____　　10._____

3._____　　11._____

4._____　　12._____

5._____　　13._____

6._____　　14._____

7._____　　15._____

8._____

成　绩_____　　教　师_____

（李群锋　　徐忠勇）

组织学实训报告

实训内容＿＿＿＿＿＿＿＿＿＿＿＿＿＿＿＿＿＿＿＿＿＿＿＿＿＿＿＿＿＿＿＿

组　织＿＿＿＿＿＿＿＿　　染　色＿＿＿＿＿＿＿＿　　放　大＿＿＿＿＿＿＿＿

实训日期＿＿＿＿＿年＿＿＿＿＿月＿＿＿＿＿日

成　绩＿＿＿＿＿＿＿＿　教　师＿＿＿＿＿＿＿＿

组织学实训报告

实训内容＿＿＿＿＿＿＿＿＿＿＿＿＿＿＿＿＿＿＿＿＿＿＿＿＿＿＿＿＿＿＿＿＿

组　织＿＿＿＿＿＿＿＿　　染　色＿＿＿＿＿＿＿＿　　放　大＿＿＿＿＿＿＿＿

实训日期＿＿＿＿＿年＿＿＿＿＿月＿＿＿＿＿日

成　绩＿＿＿＿＿＿＿＿　教　师＿＿＿＿＿＿＿＿

组织学实训报告

实训内容_____

组　织_____　　染　色_____　　放　大_____

实训日期_____年_____月_____日

成　绩_____　　教　师_____

组织学实训报告

实训内容_____

组　织_____　染　色_____　放　大_____

实训日期_____年_____月_____日

成　绩_____　教　师_____

组织学实训报告

实训内容＿＿＿＿＿＿＿＿＿＿＿＿＿＿＿＿＿＿＿＿＿＿＿＿＿＿＿＿＿＿＿＿

组　织＿＿＿＿＿＿＿＿　　染　色＿＿＿＿＿＿＿＿　　放　大＿＿＿＿＿＿＿＿

实训日期＿＿＿＿年＿＿＿＿月＿＿＿＿日

成　绩＿＿＿＿＿＿＿＿　教　师＿＿＿＿＿＿＿＿

组织学实训报告

实训内容_____

组　织_____　　染　色_____　　放　大_____

实训日期_____年_____月_____日

　　　　　　　　　　　　　　　　成　绩_____　教　师_____

组织学实训报告

实训内容＿＿＿＿＿＿＿＿＿＿＿＿＿＿＿＿＿＿＿＿＿＿＿＿＿＿＿＿＿＿＿＿

组　织＿＿＿＿＿＿＿＿　染　色＿＿＿＿＿＿＿＿　放　大＿＿＿＿＿＿＿＿

实训日期＿＿＿＿年＿＿＿＿月＿＿＿＿日

成　绩＿＿＿＿＿＿＿　教　师＿＿＿＿＿＿＿

组织学实训报告

实训内容_____

组　织_____　　染　色_____　　放　大_____

实训日期_____年_____月_____日

成　绩_____　教　师_____

组织学实训报告

实训内容＿＿＿＿＿＿＿＿＿＿＿＿＿＿＿＿＿＿＿＿＿＿＿＿＿＿＿＿＿

组　织＿＿＿＿＿＿＿　　染　色＿＿＿＿＿＿＿　　放　大＿＿＿＿＿＿＿

实训日期＿＿＿＿年＿＿＿＿月＿＿＿＿日

成　绩＿＿＿＿＿＿＿　教　师＿＿＿＿＿＿＿

组织学实训报告

实训内容＿＿＿＿＿＿＿＿＿＿＿＿＿＿＿＿＿＿＿＿＿＿＿＿＿＿＿＿＿＿＿＿＿＿＿

组　织＿＿＿＿＿＿＿＿　　　染　色＿＿＿＿＿＿＿＿　　　放　大＿＿＿＿＿＿＿＿

实训日期＿＿＿＿＿年＿＿＿＿＿月＿＿＿＿＿日

成　绩＿＿＿＿＿＿＿＿　教　师＿＿＿＿＿＿＿＿

组织学实训报告

实训内容＿＿＿＿＿＿＿＿＿＿＿＿＿＿＿＿＿＿＿＿＿＿＿＿＿＿＿＿

组　织＿＿＿＿＿＿＿　　染　色＿＿＿＿＿＿＿　　放　大＿＿＿＿＿＿＿

实训日期＿＿＿＿年＿＿＿＿月＿＿＿＿日

成　绩＿＿＿＿＿＿＿　教　师＿＿＿＿＿＿＿

组织学实训报告

实训内容＿＿＿＿＿＿＿＿＿＿＿＿＿＿＿＿＿＿＿＿＿＿＿＿＿＿＿＿＿＿＿＿＿＿＿

组　织＿＿＿＿＿＿＿＿　　染　色＿＿＿＿＿＿＿＿　　放　大＿＿＿＿＿＿＿＿

实训日期＿＿＿＿＿年＿＿＿＿＿月＿＿＿＿＿日

＿＿＿＿＿＿　　成　绩＿＿＿＿＿＿＿＿　教　师＿＿＿＿＿＿＿＿

组织学实训报告

实训内容_____

组　织_____ 　染　色_____ 　放　大_____

实训日期_____年_____月_____日

成　绩_____ 　教　师_____

组织学实训报告

实训内容＿＿＿＿＿＿＿＿＿＿＿＿＿＿＿＿＿＿＿＿＿＿＿＿＿＿＿＿＿＿＿＿＿＿

组　织＿＿＿＿＿＿＿　　染　色＿＿＿＿＿＿＿　　放　大＿＿＿＿＿＿＿

实训日期＿＿＿＿年＿＿＿＿月＿＿＿＿日

成　绩＿＿＿＿＿＿＿　教　师＿＿＿＿＿＿＿

组织学实训报告

实训内容 _____

组　织_____　　染　色_____　　放　大_____

实训日期_____年_____月_____日

成　绩_____　　教　师_____

图书在版编目(CIP)数据

解剖与组织胚胎实训教程 / 余文富主编. —杭州：
浙江大学出版社，2019.11
ISBN 978-7-308-19710-6

Ⅰ.①解… Ⅱ.①余… Ⅲ.①人体解剖学—教材②人体
组织学—人体胚胎学—教材 Ⅳ.①R32

中国版本图书馆 CIP 数据核字（2019）第 246884 号

解剖与组织胚胎实训教程

余文富　主编

策划编辑	阮海潮(1020497465@qq.com)
责任编辑	阮海潮
责任校对	高士吟
封面设计	春天书装
出版发行	浙江大学出版社
	（杭州市天目山路 148 号　邮政编码 310007）
	（网址：http://www.zjupress.com）
排　　版	浙江时代出版服务有限公司
印　　刷	杭州高腾印务有限公司
开　　本	787mm×1092mm　1/16
印　　张	11
字　　数	275 千
版 印 次	2019 年 11 月第 1 版　2019 年 11 月第 1 次印刷
书　　号	ISBN 978-7-308-19710-6
定　　价	39.00 元